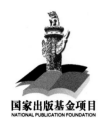

国家出版基金项目
NATIONAL PUBLICATION FOUNDATION

消化系统疾病 X 线 /CT 图文详解丛书

总主编　滕皋军　高剑波

胰脾病例图鉴

主编　赵心明　张永高

郑州大学出版社

图书在版编目(CIP)数据

胰脾病例图鉴 / 赵心明,张永高主编. -- 郑州:郑州大学出版社,2024.1
(消化系统疾病X线/CT图文详解丛书 / 滕皋军,高剑波总主编)
ISBN 978-7-5773-0184-6

Ⅰ.①胰… Ⅱ.①赵…②张… Ⅲ.①胰腺疾病-影像诊断②脾疾病-影像诊断
Ⅳ.①R570.4②R551.104

中国国家版本馆 CIP 数据核字(2024)第 008900 号

胰脾病例图鉴
YI-PI BINGLI TUJIAN

项目负责人	孙保营 李海涛		封面设计	苏永生
策 划 编 辑	陈文静		版式设计	苏永生
责 任 编 辑	陈文静		责任监制	李瑞卿
责 任 校 对	许久峰			

出版发行	郑州大学出版社		地 址	郑州市大学路 40 号(450052)
出 版 人	孙保营		网 址	http://www.zzup.cn
经 销	全国新华书店		发行电话	0371-66966070
印 刷	河南瑞之光印刷股份有限公司			
开 本	889 mm×1 194 mm 1/16			
印 张	13.75		字 数	354 千字
版 次	2024 年 1 月第 1 版		印 次	2024 年 1 月第 1 次印刷

书 号	ISBN 978-7-5773-0184-6		定 价	123.00 元

序 言

    2021年国务院办公厅印发的《关于推动公立医院高质量发展的意见》提出要以满足重大疾病临床需求为导向建设临床专科，重点发展影像等临床专科，以专科发展带动诊疗能力和水平提升。精准医疗，影像先行，随着医学影像技术的突飞猛进，影像学检查已超越单纯基于解剖、形态和结构的疾病诊断，转向包含病灶功能、代谢、微环境和分子生物学特征等在内的综合影像评价。医学影像可以提供多方位的诊断角度、诊断方式，对临床疾病起到诊断、鉴别和治疗的作用。随着社会发展、环境变迁及人们生活方式的变化，消化系统疾病的发病率居高不下，X线/CT等影像技术已成为消化系统疾病早期筛查、早期精准诊断、临床治疗决策、疗效及预后评估的有力工具和核心支撑技术。鉴于X线/CT等影像技术在消化系统疾病的应用日益重要，应大力促进中国特色消化系统疾病X线/CT学科体系建设与发展。学科体系的构建是一个逐渐完善的过程，其中教材体系的建设能够为学生及医学影像从业人员提供学习材料，为学科的发展提供支持和保障。

    近年来，医学影像学教材与专著出版盛行，多聚焦疾病CT征象，但是鲜有以临床病例为启发点，提供丰富影像学信息与其他临床资料的图谱类书籍。此外，目前我国尚缺少全面、系统介绍消化系统疾病X线/CT诊断的医学专著。为此，我们组织国内医学影像学专家教授编写了"消化系统疾病X线/CT图文详解丛书"，以期对从事与涉足消化系统疾病X线/CT诊断相关专业人员进行全方位的宏观与微观指导，使其熟悉和掌握在这个领域应如何完成消化系统疾病X线/CT临床工作，更好地为患者提供个性化服务。

    本丛书有如下几个鲜明特点：首先，丛书图文兼并、科学实用，作者都是多年从事医学影像专业的专家，技术精湛，临床经验丰富，保证了本书的编写质量，值得各层次人员阅读。其次，医学影像学的不断发展有赖于影像学图像采集新技术和图像数据挖掘新方法的涌现，丛书向读者提供了能谱CT、光谱CT等影像诊断新技术内容，不仅有助于消化系统疾病X线/CT诊断相关专业人员掌握学科先进技术与理念，还将持续推动影像学在消化系统疾病中的应用模式创新，为消化系统疾病的诊治提供新的契机。再次，以消化系统疾病患者病历资料为切入点，多数病历呈现了患者CT、MRI等图像，多种影像技术具有不同的临床优势，这有助于医学影像专业人士融合应用各种影像技术，拓宽视野，形成综合临床思维。最后，丛书对开启我国消化系统疾病X线/CT医学教育、临床培训和研究的新局面能起到引领与推动作用，并具有重大社会价值、理论价值和实践指导意义。

理论是行动的指南,编著和出版本丛书正是建设与发展中国特色消化系统疾病 X 线/CT 诊断学科体系的迫切需要。本丛书是 2023 年度国家出版基金资助项目,这是国家对丛书权威性、出版意义等方面的肯定。在此,向参加本丛书编写的各位专家表示由衷的感谢,希望"消化系统疾病 X 线/CT 图文详解丛书"的出版能够满足人民群众对医疗保健和健康管理的需求,为人民生命健康保驾护航,打造"健康中国"。

2023 年 8 月

作者名单

总 主 编 滕皋军　高剑波

本册主编 赵心明　张永高

副 主 编 叶　枫　万娅敏　张智栩
　　　　　　肖慧娟　李　军

编　　委（以姓氏笔画为序）
　　　　　　万　璐　万娅敏　马铎珊
　　　　　　王怡然　叶　枫　任俊立
　　　　　　刘　颖　刘书婷　苏丹阳
　　　　　　李　军　肖慧娟　张艺凡
　　　　　　张永高　张智栩　陈思慧
　　　　　　赵心明　胡志伟　姚　广
　　　　　　唐　丽　詹鹤凤

前 言 ▶▶▶

随着医学影像行业的不断发展与进步,医学影像已经由临床辅助检查手段发展成临床诊断疾病的主要方法,广泛应用于体检、疾病筛查、诊断与鉴别、疗效评价及预后等多个方面,成为临床上不可或缺的辅助工具。为了提高影像科医生的诊断水平,扩宽诊断思路,同时更紧密、更有针对性地结合临床工作,本书就胰腺、脾脏方面疾病进行了全面深入的影像学阐述,旨在推动相关领域医学影像技术及诊断的发展,从而更好地服务临床医疗工作。在郑州大学出版社大力支持下,我们邀请国内医学影像界专家,参考国内外文献,并结合中国医学科学院肿瘤医院、郑州大学第一附属医院的经验与优势,启动本书的编写工作。

本书共分为四部分,分别从基础知识、经典病例、罕少见病例及 CT 新技术方面,对胰腺、脾脏疾病的影像学表现及特点进行了多方位的阐述。本书以多图、多病例的方式,通过分析影像学表现,结合病史与其他检查,为疾病的诊断提供思路与参考。本书介绍了胰腺、脾脏相关疾病的基础解剖与正常表现,常见疾病的不同类型对比以及罕少见疾病的分析与讲解,全方位地对胰腺、脾脏领域疾病进行总结与归纳。这是一本专业且全面的影像诊断参考书,可供影像学及临床专业的医学人士学习参考,旨在为临床工作的开展提供更多、更有价值的影像学信息。

感谢各位编委及编写团队成员的辛勤付出,感谢郑州大学出版社的具体指导与支持。向参与本书写作、绘图、编辑及出版过程的所有人员,表示衷心感谢!

限于编者的水平和经验,本书中可能出现一些不可避免的纰漏,诚恳地希望广大读者批评指正,以便后续不断改进及完善。

编　者

2023 年 8 月

目 录 ▶▶▶

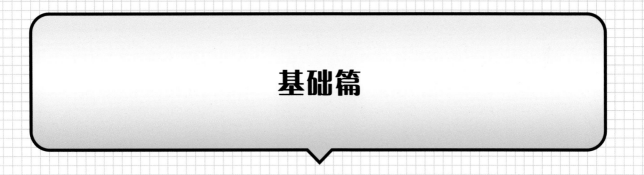

基础篇

第一章　胰腺解剖与影像表现

一、胰腺解剖

胰腺呈条带状,位于腹膜后肾旁前间隙内。正常成人胰腺长 12 ~ 20 cm,重 70 ~ 120 g,分为胰头、胰颈、胰体、胰尾四部分。

(一)胰头

胰头位于第 2 腰椎的右前方,是胰腺最宽大的部分。它的上、下方及右侧均被十二指肠所包绕。胰头的后面无腹膜,主要与下腔静脉、门静脉、肝内缘、右肾静脉末端邻近。胰头的下部为一钩状突起,称钩突。钩突位置较深,呈楔形,其一部分位于肠系膜上血管的右后方。

(二)胰颈

胰颈位于幽门和十二指肠球部的右下方,是连接胰头和胰体的狭窄扁薄部分,长 2 ~ 2.5 cm。其上方为胆总管,后面有一沟,有肠系膜上静脉经过。该静脉穿行胰颈后与脾静脉汇合成门静脉主干。

(三)胰体

胰体、胰尾部无明显分界,一般认为腹主动脉前为胰体。胰体部较长,一部分位于脊柱前方,故该处稍向前凸起。前面有小网膜后壁的腹膜覆盖,与胃后壁相邻。

(四)胰尾

胰尾是胰左端的细狭部分,其末端圆钝,向左上方与脾门相接。由于胰尾部的各面均有腹膜覆盖,故有一定的移动性。脾动脉和位于其稍下方的脾静脉共同走行在胰尾上缘的深处,伴同胰尾抵达脾门。脾静脉在其行程中,收纳来自胰尾、胰体的多数小静脉分支。

二、正常胰腺 CT 表现

胰腺呈弓状、条带形软组织密度,在周围脂肪的衬托下其轮廓清楚显示。胰头膨大,被包绕于十二指肠环内,胰头向下延伸的部分为钩突;胰头和胰体位于肾旁前间隙内,胰尾抵达脾门;脾静脉伴行于胰体后方,与肠系膜上静脉在胰头、胰体交界部后方汇合成门静脉;胰腺主导管直径 ≤ 2 mm,一般情况下不显示,但增强检查薄层图像上多可显示。CT 平扫胰腺实质密度与脾脏相近,增强后动脉期胰腺实质明显强化,此时更容易检出胰腺内病灶;静脉期胰腺实质强化幅度降低,胰管一般不显示(图 1-1)。

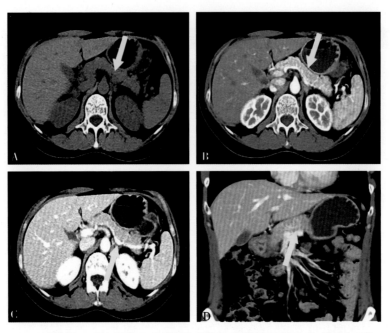

A. 横断位 CT 平扫图像；B、C. 横断位动脉期、静脉期 CT 图像；D. 冠状位动脉
期 CT 图像

图 1-1 胰腺正常 CT 表现

参考文献

[1]韩萍,于春水.医学影像诊断学[M].北京:人民卫生出版社,2019.

[2]胡效坤.CT 介入治疗学[M].北京:人民卫生出版社,2018.

第二章　胰腺解剖变异

第一节　胰腺分裂

病例　男,60岁,主诉:反复上腹痛10年,再发5 d。腹平坦,无压痛、反跳痛。横断位CT平扫图像见图2-1A,横断位动脉期、静脉期CT图像见图2-1B、C,冠状位动脉期、静脉期CT图像显示胰管扩张(图2-1D、E)。磁共振胰胆管成像(magnetic resonance cholangiopancreatography,MRCP)显示胰腺分裂,背侧胰管扩张,主要导管开口于十二指肠小乳头(图2-1F)。

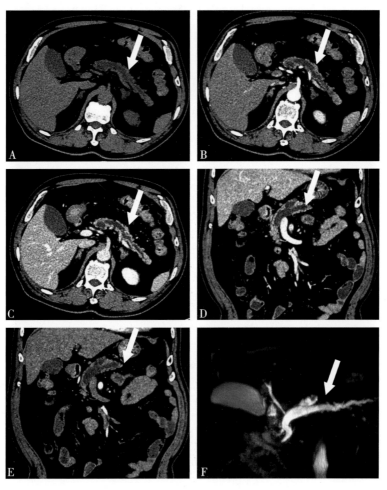

A.横断位CT平扫图像;B、C.横断位动脉期、静脉期CT图像;D、E.冠状位动脉期、静脉期CT图像;F.MRCP

图2-1　胰腺分裂影像表现

诊断思路

60 岁男性,以"反复上腹痛 10 年,再发 5 d"为主诉入院,查体:腹平坦,无压痛、反跳痛。CT 表现:胰管扩张,胰腺未见异常密度及强化影。MRCP 示胰腺分裂,背侧胰管扩张,主要导管开口于十二指肠小乳头。结合病史及影像学表现考虑为胰腺分裂。

临床要点

胰腺分裂(pancreas divisum,PD)是胰腺最常见的先天畸形,是由于胚胎时期的腹胰管与背胰管不融合或融合不全,导致背侧胰腺(胰体、胰尾和部分胰头)的胰液只能靠副乳头引流。PD 的发生率为 5% ~7%,其中腹胰管与背胰管之间存在细的交通支称为不完全胰腺分裂,发生率为 0.13% ~0.9%。

【影像学表现】

1. X 线造影表现　无价值。

2. CT 表现　偶可见胰头部胰管的扩张和胰管结石。如果发生胰腺炎则可出现相应的影像学表现。

3. 经内镜逆行胆胰管成像　从主乳头插管,显示腹胰管,表现为短小,且在脊柱的右侧呈"树枝状"或"马尾形"分支,不显示副胰管。从副乳头插管造影,可见到副胰管,直达胰尾部,此背胰管与腹胰管不相通或仅有细小交通支吻合。

【鉴别诊断】

1. 胰腺导管内乳头状黏液性肿瘤　临床症状、检验结果、影像表现上与胰腺分裂有诸多相似,经内镜逆行胆胰管成像(endoscopic retrograde cholangiopancreatography,ERCP)是鉴别两者的金标准。行 ERCP 检查也可有胰管扩张,但与胰腺分裂不同的是,可见主乳头呈"鱼口样"改变,胰管因乳头状瘤分泌黏蛋白可见"胶冻样"物质。

2. 慢性胰腺炎　慢性胰腺炎体尾部可发生脂肪变性萎缩,主胰管线样变细有时看似未融合的腹胰管,充盈造影后看到副胰管排除胰腺分裂。

第二节　环状胰腺

病例 1　男,32 岁,主诉:腹胀 20 d。查体:可见全身黄染、全身散在色素沉着、腹膨隆等阳性体征。CT 图像显示胰腺头部体积增大,包绕十二指肠降部,被包绕的十二指肠降部管腔狭窄,狭窄段近端十二指肠扩张;CT 增强扫描显示环状胰腺强化程度与正常胰腺组织一致,内见呈环状、线形强化的十二指肠黏膜(图 2-2 箭头所示)。

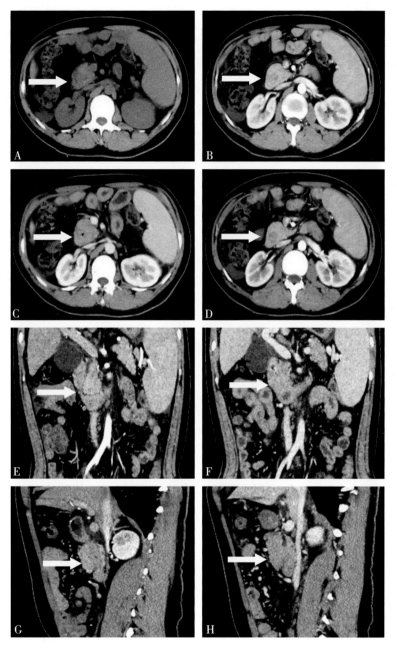

A. 横断位 CT 平扫图像；B、C. 横断位动脉期、静脉期 CT 图像；D. 横断位静脉期 CT 图像；E、F. 冠状位动脉期、静脉期 CT 图像；G、H. 矢状位动脉期、静脉期 CT 图像

图 2-2　环状胰腺的 CT 表现（病例 1）

诊断思路

　　32 岁男性,患者以"腹胀 20 d"为主诉入院。查体:可见全身黄染、全身散在色素沉着、腹膨隆等体征。CT 表现为胰头部体积增大,包绕十二指肠降部,被包绕的十二指肠降部管腔狭窄,狭窄段近端十二指肠扩张。增强扫描显示环状胰腺强化程度与正常胰腺组织一致,内见呈环状、线形强化的十二指肠黏膜,考虑为环状胰腺所致十二指肠轻度梗阻。

　　病例 2　女,40 岁,主诉:间断发热 20 d,加重伴腹胀 10 天余。查体:腹平坦,无压痛、反跳痛。CT 表现:胰头部包绕十二指肠降部管腔,增强扫描可见十二指肠黏膜(图 2-3 箭头所示)。

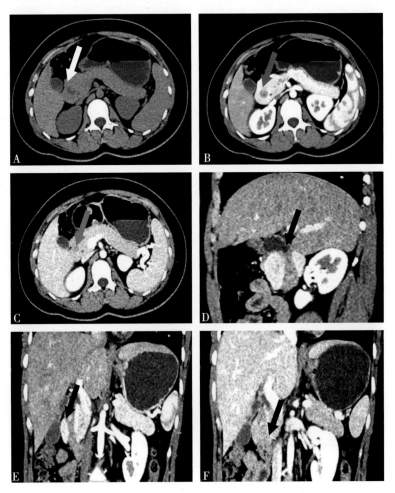

A. 横断位 CT 平扫图像;B、C. 横断位动脉期、静脉期 CT 图像;D. 矢状位动脉
期 CT 图像;E、F. 冠状位动脉期、静脉期 CT 图像

图 2-3　环状胰腺的 CT 表现(病例 2)

诊断思路

　　患者以"间断发热 20 d,加重伴腹胀 10 天余"为主诉入院。查体:可见腹平坦,无压痛、反跳痛。CT 表现:胰头部包绕十二指肠降部管腔,增强扫描可见被包绕的十二指肠。结合病史及影像学表现诊断为环状胰腺。

病例3　男,70 岁,主诉:确诊小细胞肺癌 3 月余。查体:腹平坦,无压痛、反跳痛。CT 表现:胰头部包绕十二指肠降部管腔,增强扫描可见十二指肠黏膜(图2-4)。

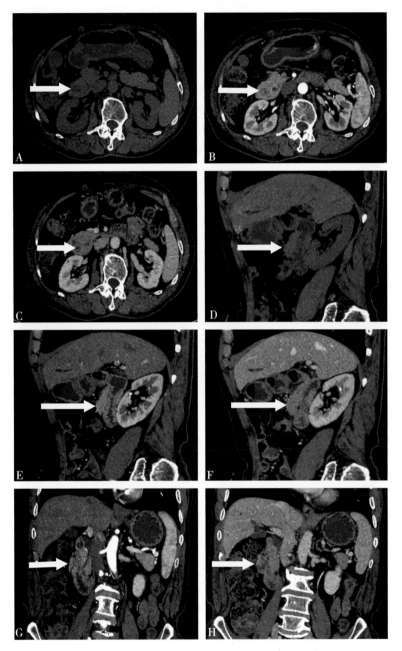

A. 横断位 CT 平扫图像;B、C. 横断位动脉期、静脉期 CT 图像;D、E、F. 矢状位
平扫及动脉期、静脉期 CT 图像;G、H. 冠状位动脉期、静脉期 CT 图像

图2-4　环状胰腺的 CT 表现(病例3)

诊断思路

70 岁男性,患者以"确诊小细胞肺癌 3 月余"为主诉入院。查体:腹平坦,无压痛、反跳痛。CT表现:胰头部包绕十二指肠降部管腔,增强扫描可见被包绕的十二指肠。结合病史及影像学表现诊断为环状胰腺。

———————《 临床要点 》———————

环状胰腺(annular pancreas,AP)是一种罕见的胚胎发育缺陷性、先天性异常,男性多发,多见于新生儿,以胰腺组织环绕十二指肠降部为特征,腹胰芽转位不完全是导致其形成的主要原因。大多数无明显的临床症状,有症状主要为十二指肠梗阻的表现,如腹痛、呕吐等。CT是诊断环状胰腺的一种重要方法。

【影像学表现】

1. X线造影表现　①胃扩张伴胃液潴留。②十二指肠降部见环状压迹或充盈缺损影,但黏膜不紊乱、无集中。③狭窄近端十二指肠对称性扩张、球部伸长。④动态观察显示环状部向狭窄近端十二指肠的逆蠕动。

2. CT表现　胰头部体积增大,中间有含气或含液的管道通过,被胰腺包绕的十二指肠管腔变窄,局部黏膜皱襞可发生水肿、增厚。由于十二指肠梗阻段呈向心性狭窄,狭窄段肠管伸入环状胰腺内,可表现为"乳头征"。狭窄段肠管未见明确伸入,CT可表现为"风兜征",同时可见扩张的胃及十二指肠降部显示,呈"双泡征"。环状胰腺多位于十二指肠乳头平面,易同时出现胆管扩张征象。增强扫描环状胰腺强化程度与正常胰腺组织一致,内见呈环状、线形强化的十二指肠黏膜。

3. 超声表现　胃及十二指肠降部扩张,呈"双泡征"或"单泡征"。幽门持续开放,扩张的十二指肠降部肠壁增厚,回声降低,逆蠕动增加。胰头形态失常,包绕或半包绕十二指肠远端。通过胰头中心部的十二指肠浆膜层不连续,肠壁与胰腺组织分界不清,远端管腔变细。

4. MRI表现　十二指肠降部周围有正常的胰腺组织环绕,信号均匀,增强扫描显示环状胰腺与正常的胰腺组织强化程度一致,十二指肠环形变细,肠腔狭窄。

【鉴别诊断】

1. 十二指肠狭窄或闭锁　CT上两者均可表现"双泡征",甚至扩张的肠管压迫胰头会产生类似环状胰腺的钳形表现;但十二指肠狭窄或闭锁时胰腺组织与扩展的肠壁间可见脂肪间隙,而环状胰腺引起梗阻时胰腺组织与扩展的肠壁间的脂肪间隙消失。

2. 先天性肠旋转不良伴中肠扭转　先天性肠旋转不良伴中肠扭转CT上表现为特征性"旋涡征"和"血管换位征"。小肠襻及小肠系膜围绕肠系膜上动脉盘旋成团块状,呈"旋涡状"改变,即"旋涡征";同时肠系膜血管位置异常,即"血管换位征",表现为在胰头钩突水平肠系膜上动脉位于肠系膜上静脉的后方或右侧。

第三节　异位胰腺

病例1　男,27岁,主诉:腹胀半年。查体:腹平坦,无压痛、反跳痛。CT表现:胃小弯处黏膜下见椭圆形软组织密度影,边界尚清,增强后明显强化,与正常胰腺强化程度一致(图2-5A~F)。胃镜图像显示胃角后壁黏膜"半球形"隆起,表面光滑,基底部无蒂(图2-5G)。病理图像显示符合异位胰腺(图2-5H)。

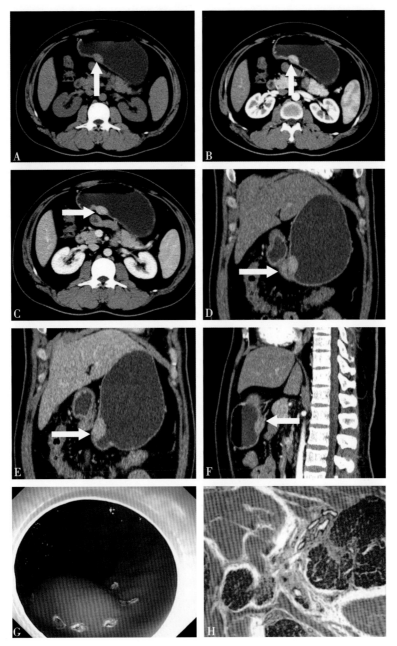

A.横断位 CT 平扫图像;B、C.横断位动脉期、静脉期 CT 图像;D、E.冠状位动
脉期、静脉期 CT 图像;F.矢状位动脉期 CT 图像;G.胃镜图像;H.病理图像

图 2-5　异位胰腺 CT、胃镜及病理表现(病例 1)

诊断思路

　　27 岁男性,患者以"腹胀半年"为主诉入院。查体:腹平坦,无压痛、反跳痛。CT 表现:胃小弯处黏膜下见椭圆形软组织密度影,边界尚清,增强后明显强化,与正常胰腺强化程度一致。胃镜表现为胃角后壁黏膜"半球形"隆起,表面光滑,基底部无蒂。结合病理检查,考虑为异位胰腺。

病例2　女,46岁,主诉:间断上腹部胀痛、左侧背痛3个月,加重1个月。腹平坦,无压痛、反跳痛。CT表现:胃体小弯侧可见一类圆形软组织密度影,密度均匀,边缘光整,增强扫描与胰腺强化程度一致(图2-6)。

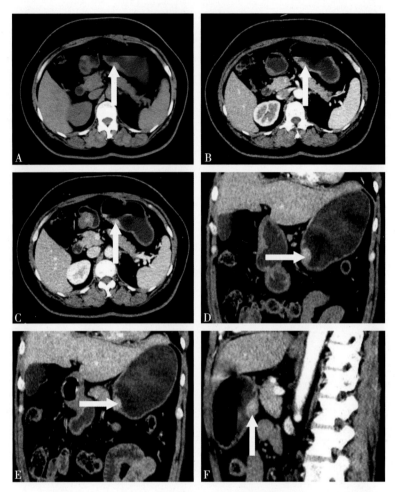

A.横断位CT平扫图像;B、C.横断位动脉期、静脉期CT图像;D、E.冠状位动脉期、静脉期CT图像;F.矢状位动脉期CT图像

图2-6　异位胰腺CT表现(病例2)

诊断思路

46岁女性,患者以"间断上腹部胀痛、左侧背痛3个月,加重1个月"为主诉入院。查体:腹平坦,无压痛、反跳痛。CT表现:胃体小弯侧可见一类圆形软组织密度影,密度均匀,边缘光整,增强扫描明显强化,与胰腺强化程度一致。结合病理检查,考虑为异位胰腺。

病例3　男,33岁,主诉:呃逆、腹胀2个月。查体:腹平坦,无压痛、反跳痛。CT表现:胃体小弯侧可见一结节状软组织密度影,密度均匀,边缘光整,增强扫描与胰腺强化程度一致(图2-7A～G)。病理图像显示符合异位胰腺(图2-7H)。

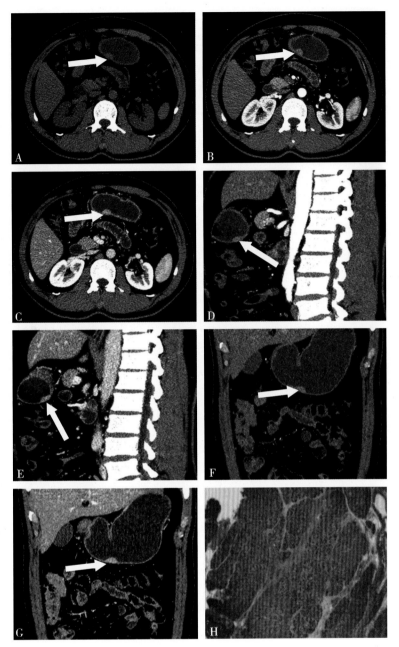

A. 横断位 CT 平扫图像；B、C. 横断位动脉期、静脉期 CT 图像；D、E. 矢状位动
脉期、静脉期 CT 图像；F、G. 冠状位动脉期 CT 图像；H. 病理图像

图 2-7　异位胰腺 CT、病理表现（病例 3）

诊断思路

　　33 岁男性，患者以"呃逆、腹胀 2 个月"为主诉入院。查体：腹平坦，无压痛、反跳痛。CT 表现：胃体小弯侧可见一结节状软组织密度影，密度均匀，边缘光整，增强扫描明显强化，与胰腺强化程度一致。结合病理检查，考虑为异位胰腺。

◆◆◆ 临床要点 ◆◆◆

异位胰腺(heterotopic pancreas)又称迷走胰腺,是正常胰腺解剖部位以外的孤立胰腺组织,为胚胎发育过程中胰芽衍生而来。异位胰腺与正常胰腺之间无解剖学及血管关系,是一种较少见的先天性发育异常。常见于胃、十二指肠、空肠的黏膜下,常被误诊为间质瘤或平滑肌瘤,常见的临床症状有上腹部疼痛、上消化道出血及梗阻等。

【影像学表现】

1. X线造影表现　很少应用。

2. CT表现　表现为黏膜下无包膜的孤立性结节,多呈梭形,长径常与所在器官长轴平行,边界清楚,黏膜表面可破溃成溃疡,增强扫描时呈明显均匀强化,强化程度与正常胰腺组织密度一致。部分病例中可见病灶内的管样弱强化区,即"中央导管征"。

3. MRI表现　平扫T_1WI以稍高信号为主,内见管样走行的稍低信号影;T_2WI呈等信号,与主胰腺实质信号类似。增强扫描呈明显强化,动脉期与胰腺实质信号相仿,静脉期稍低于主胰腺实质信号,病灶内管样低信号影即"中央导管征"显示更加清楚。

4. 内镜表现　隆起性病变,形态大小不一,表面覆盖绒毛样黏膜,病变顶端可有脐样凹陷,并有管样开口。

【鉴别诊断】

1. 胃肠道间质瘤　是一种较为常见的消化道肿瘤,来源于胃肠道黏膜以下各层。主要和极低及低分化程度的胃肠道间质瘤鉴别,CT表现为肿块较小,形态较为规则,呈圆形或类圆形,边缘均较清晰,密度较为均匀,增强CT呈较均匀强化,动脉期可见黏膜下线,提示肿块位于黏膜下,肿块可向腔内生长、腔外生长、腔内外生长。

2. 早期胃癌　起源于胃黏膜上皮的恶性肿瘤,CT表现为胃壁局限性增厚,强化欠均匀或分层状强化,浆膜面毛糙,胃周有时可见肿大淋巴结。

参考文献

[1]周留馨,于文昊,孔繁玉,等.不完全性胰腺分裂症2例报告[J].中国实用外科杂志,2021,41(10):1195-1196.

[2]江嘉鹏,闻卿,黄品同.胰腺分裂超声造影误诊分析1例[J].中国超声医学杂志,2021,37(1):120.

[3]吕治森.MRCP对胰腺分裂症的诊断价值[J].基层医学论坛,2020,24(16):2333-2334.

[4]何家俊,王婷婷,周盟,等.胰腺分裂症误诊为胰腺导管内乳头状黏液瘤1例报告[J].临床肝胆病杂志,2020,36(9):2077-2078.

[5]胡朝,邓军,李晓,等.成人不完全型环状胰腺CT表现一例[J].临床放射学杂志,2017,36(12):

1774-1775.

[6]谷慧慧,田青,胡勇军,等.小儿环状胰腺的高频超声及临床分析[J].医学影像学杂志,2019,29
(7):1148-1150.

[7]汪学艳,白琪,冯泽东,等.环状胰腺诊治进展[J].中华肝脏外科手术学电子杂志,2020,9(3):
216-220.

[8]郝发宝,郭春宝.新生儿环状胰腺的临床诊疗进展[J].临床小儿外科杂志,2018,17(11):
872-875.

[9]魏赟,邹海华,余静,等.CT对胃肠道异位胰腺和间质瘤的鉴别诊断[J].医学影像学杂志,
2018,28(2):246-250.

[10]孙菊,印隆林.胃肠道异位胰腺的CT及MRI表现[J].中国普外基础与临床杂志,2019,26
(11):1346-1349.

[11]吕行,周建鹏,寇凯,等.十二指肠异位胰腺误诊为腹腔肿瘤3例报告[J].临床肝胆病杂志,
2022,38(3):643-645.

第三章　脾脏解剖与影像表现

第一节　脾脏解剖

　　脾脏是人体中最大的淋巴器官,主要功能是过滤和储存血液。脾脏位于左季肋区深部,胃底与左膈顶之间,长轴与第10后肋平行。脾脏的凸面为膈面,与横膈的四周相吻合,并与左肋膈角及左肺底相靠近;凹面为脏面,其上方与胃底相接,后下方与左肾及左肾上腺相邻,内下与胰尾、结肠脾曲接触。近中央处为脾门,是血管、神经、淋巴管的出入处,它们于脾门处被腹膜包绕,形成脾蒂。前缘较锐,近下部有2~3个切迹。

　　脾动脉沿胰腺上缘呈水平方向走向脾门,然后分为3~5个分支,进入脾实质后分为前支及后支,供血至相应脾段。血液经脾血窦再经细小交通支进入静脉系统,于脾小梁处形成较大静脉,开口于脾门区,汇合成3~6条支静脉,支静脉进一步汇合成脾静脉。脾静脉开始走行于胰尾上缘,后沿胰体后面弯曲向下,于胰头部位与肠系膜上静脉汇合成门静脉。

第二节　正常脾脏CT表现

　　CT平扫图像显示脾脏密度均匀一致并低于肝脏(图3-1A)。横断位动脉期CT图像显示明显不均匀强化呈"花斑状"(图3-1B),横断位静脉期、延迟期CT图像密度逐渐趋于均匀(图3-1C、D)。

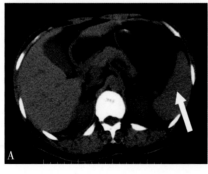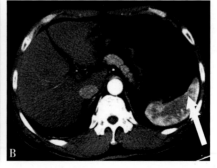

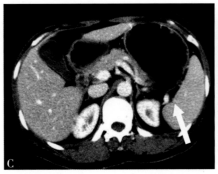
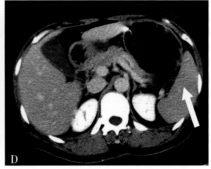

A.横断位 CT 平扫图像;B.横断位动脉期 CT 图像;C.横断位静脉期 CT 图像;D.横断位延迟期 CT 图像

图 3-1 脾脏正常 CT 表现

参考文献

[1]韩萍,于春水.医学影像诊断学[M].北京:人民卫生出版社,2019.

[2]胡效坤.CT 介入治疗学[M].北京:人民卫生出版社,2018.

第四章　副　脾

病例 1　男,58 岁,主诉:无痛性血尿 2 天余。CT 平扫脾门处可见一类圆形软组织结节,密度与邻近脾脏相似(图 4-1A、B);横断位动脉期、静脉期 CT 图像显示脾门处结节明显强化,强化程度与脾脏相似(图 4-1C、D)。

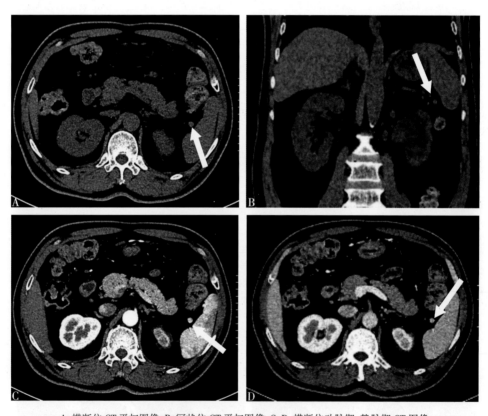

A. 横断位 CT 平扫图像;B. 冠状位 CT 平扫图像;C、D. 横断位动脉期、静脉期 CT 图像

图 4-1　副脾 CT 表现(病例 1)

诊断思路

58 岁男性,患者以“无痛性血尿 2 d 余”为主诉入院。CT 表现:脾门处软组织结节,其密度及强化程度与邻近正常脾脏一致。结合影像学表现,诊断为副脾。

病例 2　男,64 岁,主诉:外伤致左侧胸部疼痛 3 d。横断位 CT 平扫图像显示脾脏前方一类椭圆形软组织结节(图 4-2A、B)。横断位动脉期 CT 图像显示脾脏前方软组织结节与邻近脾脏强化类似（图4-2C、D）。横断位静脉期CT图像显示脾脏前方软组织结节明显均匀强化,与邻近脾脏强化类似（图4-2E、F）。冠状位、矢状位静脉期CT图像显示左侧上腹部一均匀强化软组织结节（图4-2G、H）。

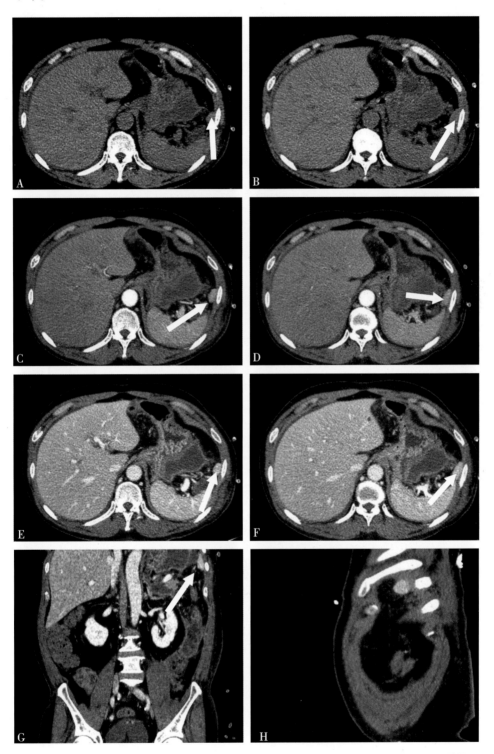

A、B. 横断位CT平扫图像；C、D. 横断位动脉期CT图像；E、F. 横断位静脉期CT图像；G、H. 冠状位、矢状位静脉期CT图像

图4-2 副脾CT表现(病例2)

【诊断思路】

64 岁男性,患者以"外伤致左侧胸部疼痛 3 d"为主诉入院。CT 显示脾脏前方软组织结节,其密度及强化程度与邻近脾脏一致。结合影像学表现,诊断为副脾。

病例 3 男,23 岁,主诉:腹痛 3 h 待查。横断位动脉期 CT 图像显示脾周多发类圆形结节明显不均匀强化,与邻近脾脏强化类似(图 4-3A ~ C)。横断位静脉期 CT 图像显示脾脏周围软组织结节均匀强化,与邻近脾脏强化类似(图 4-3D ~ F)。矢状位、冠状位静脉期 CT 图像显示左侧腹部脾周多发均匀强化软组织结节(图 4-3G、H)。

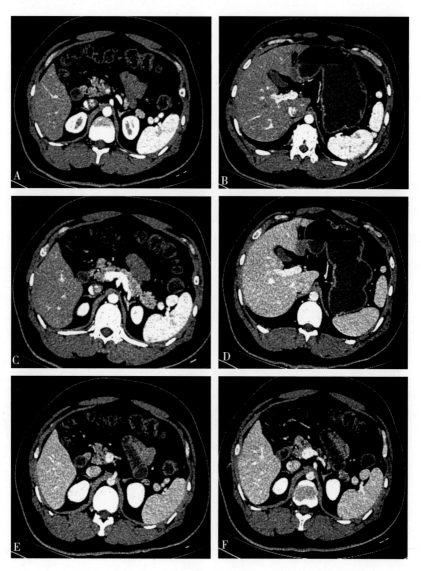

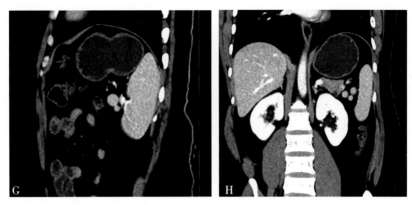

A~C.横断位动脉期 CT 图像;D~F.横断位静脉期 CT 图像;G、H.矢状位、冠状位静脉期 CT 图像

图 4-3 多发副脾 CT 表现

诊断思路

23 岁男性,患者以"腹痛 3 h 待查"为主诉入院。CT 表现:脾脏周围多发软组织结节,其密度及强化程度与邻近正常脾脏一致。结合影像学表现,诊断为副脾。

临床要点

副脾也称额外脾,为先天性异位脾组织,可能是由于背侧胃系膜内胚胎、胚芽的某部分融合异常所致。副脾多为单发,也可多发,但很少超过 6 个。副脾仍为脾动脉供血,有包膜。直径常小于 2.5 cm;常位于脾门或沿脾血管分布,少数沿脾脏的悬韧带分布,约有 20% 的副脾发生在腹部或后腹膜的任何地方,包括胰尾周围、肾门上方、胃壁、小肠壁、大网膜、小肠系膜、横膈,甚至盆腔或阴囊内。多无临床症状,较大者可于左上腹触及肿块。

【影像学表现】

1.CT 表现　副脾与正常脾脏的密度及对比增强程度均相同。由于副脾供血来自脾动脉,因此,在平扫和增强后副脾与主脾的 CT 值均相同为其特点。动态增强扫描,两者增强与消退的动态变化也完全一致。

2.消化道造影表现　位于胃壁或者胃周围者,于钡剂造影时可显示类似胃黏膜下肿瘤征象。

3.MRI 表现　形态上呈圆形或椭圆形,信号特征与主脾相同。动态增强扫描,副脾与主脾的强化程度一致。

4.血管造影表现　可见脾动脉的小分支进入副脾。实质期,副脾呈边缘光滑的密度增高影。与主脾染色一致。

【鉴别诊断】

1. 肿大的淋巴结　转移性淋巴结肿大常伴有原发癌肿病灶,并与各脏器的淋巴引流密切相关,即肿大的淋巴结分布有一定的规律;结核性的淋巴结肿大活动期很少见到钙化,增强后呈轻度强化,内可见坏死,有时可见到腹水等;淋巴瘤所致的淋巴结肿大以中、重度增大为主,往往是多部位同时肿大,若肿大的淋巴结位于腹主动脉和下腔静脉后方,可见到腹主动脉、下腔静脉"漂浮征"。单个肿大的淋巴结与副脾酷似,但是具有与脾门不相通的血管,强化程度及方式也有所差异。

2. 胰腺内的异位脾　需与胰腺内无功能神经内分泌肿瘤进行鉴别,鉴别要点为结节的密度和强化方式。当结节密度不均匀,有钙化、囊变,且强化方式与脾脏不一致时,可以基本排除胰内副脾;当结节密度均匀且强化与脾脏类似时,鉴别诊断存在困难。

3. 肾上腺区副脾　肾上腺区副脾的平扫密度均匀,与主脾的 CT 值相同,增强与消退的动态变化也基本一致。需与肾上腺腺瘤相鉴别,肾上腺腺瘤的平扫 CT 值一般小于 10 Hu,且呈现轻、中度强化。左肾上腺区副脾的血供常来源于脾动脉,而肾上腺腺瘤由肾上腺动脉供血。

参考文献

[1] 张昊,辛鹏,姜元军.副脾误诊为左侧肾上腺肿瘤二例报告并经验总结[J].中华腔镜泌尿外科杂志(电子版),2020,14(5):382-385.

[2] 王利,胡晓梅,张卫波.腹主动脉旁孤立结节性病变的 CT 诊断价值分析[J].现代医用影像学,2005,14(5):202-204.

[3] 王伟忠,王康,王之,等.胰尾和脾门区域占位病灶 CT 诊断及鉴别诊断[J].放射学实践,2011,26(12):1274-1278.

[4] 阎岚,欧阳龙源,伏文皓,等.胰尾富血供结节的 CT 诊断及鉴别[J].放射学实践,2021,36(2):201-205.

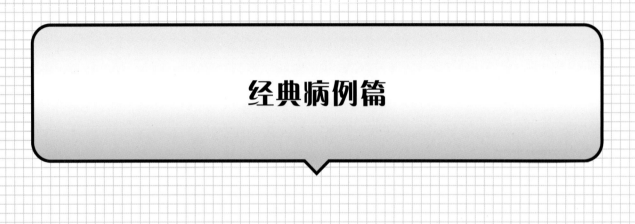

经典病例篇

第五章　胰腺炎症

第一节　急性胰腺炎

　　病例1　男,18岁,主诉:10 d前进食油腻食物后腹痛。横断位CT平扫图像显示胰腺体积增大,胰腺边缘模糊,液体渗出形成胰周积液;横断位增强CT图像显示胰腺强化均匀,另见脂肪肝(图5-1)。

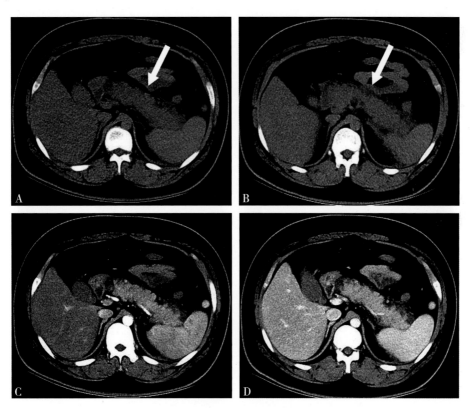

A、B.横断位CT平扫图像;C、D.横断位动脉期、静脉期CT图像

图5-1　急性水肿性胰腺炎CT表现(病例1)

诊断思路 ▮▮▮

　　18岁男性,以"10 d前进食油腻食物后腹痛"为主诉入院,神志清楚,自主体位。腹部有压痛,无反跳痛。CT检查显示胰腺体积增大,胰腺边缘模糊,液体渗出形成胰周积液,增强检查示胰腺强化均匀。结合病史、血尿淀粉酶值及影像学检查,诊断为急性水肿性胰腺炎。

病例2 男,32岁,主诉:1 d前无明显诱因出现腹部疼痛,休息后无缓解。CT表现为胰腺稍增粗,走行自然,胰腺内未见异常强化影,胰周脂肪间隙欠清晰,可见少量渗出影,胰管未扩张,增强后胰腺均匀强化(图5-2)。

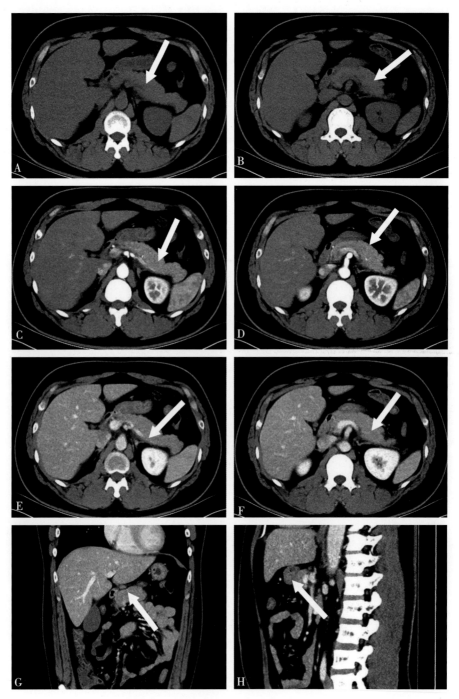

A、B.横断位CT平扫图像;C、D.横断位动脉期CT图像;E、F.横断位静脉期CT图像;G.冠状位静脉期CT图像;H.矢状位静脉期CT图像

图5-2 急性水肿性胰腺炎CT表现(病例2)

诊断思路

32岁男性,以"1 d前无明显诱因出现腹部疼痛,休息后无缓解"为主诉入院,神志清楚,自主体位。腹部有压痛,无反跳痛。CT表现为胰腺稍增粗,走行自然,胰腺内未见异常强化影,胰周脂肪间隙欠清晰,可见少量渗出影,胰管未扩张,增强后胰腺均匀强化。结合病史、生化检查及影像学检查结果,诊断为急性水肿性胰腺炎。

病例3　男,47岁,主诉:1 d前饮酒后腹胀,腹痛、腹胀加重16 h,腹痛持续不能缓解,难以忍受,呕吐1次,呕吐物为胃内容物。横断位CT平扫显示胰腺体积增大,密度不均匀(图5-3A、B);横断位动脉期、静脉期CT图像显示胰腺组织液化坏死明显,残留胰腺组织轻度强化,坏死区无强化,周围有包裹性积液形成(图5-3C、D)。

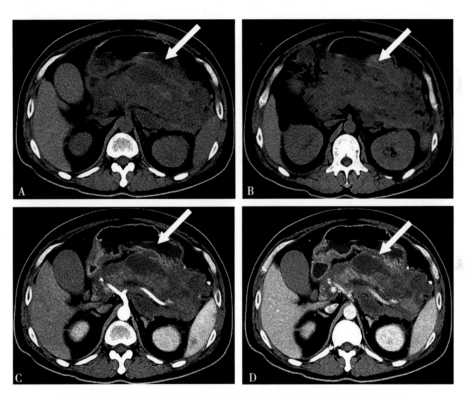

A、B.横断位CT平扫图像;C.横断位动脉期CT图像;D.横断位静脉期CT图像

图5-3　急性坏死性胰腺炎CT表现(病例3)

诊断思路

47岁男性,以"1 d前饮酒后腹胀,加重16 h"为主诉入院,急性面容,表情痛苦。上腹部压痛,无明显反跳痛。CT检查显示胰腺体积增大,密度不均匀,胰腺液化坏死,残留胰腺组织轻度强化,坏死区无强化。结合辅助检查结果,诊断为急性坏死性胰腺炎。

病例4　女,77岁,主诉:3 d前食用油腻食物后出现腹部疼痛伴呕吐,呕吐物为胃内容物。CT表现为胰腺体积增大,轮廓欠清楚,胰体、胰尾部见不规则低密度坏死影,胰周见片状低密度渗出影(图5-4)。

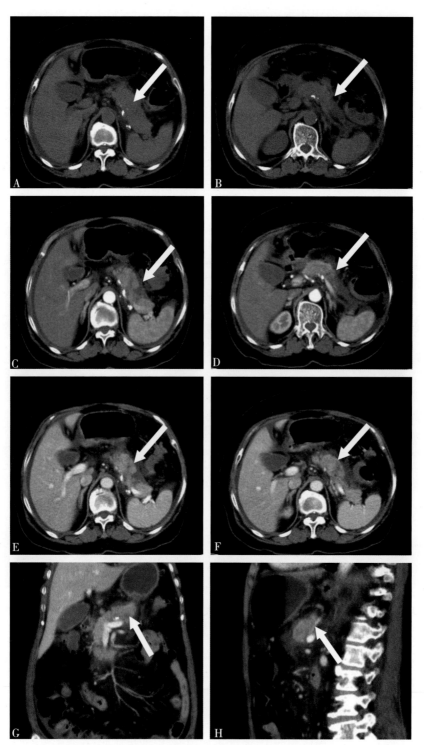

A、B.横断位 CT 平扫图像;C、D.横断位动脉期 CT 图像;E、F.横断位静脉期 CT 图像;G.冠状位静脉期 CT 图像;H.矢状位静脉期 CT 图像

图5-4　急性坏死性胰腺炎 CT 表现(病例4)

诊断思路

77 岁女性,以"3 d 前食用油腻食物后出现腹部疼痛伴呕吐"为主诉入院,神志清楚,自主体位。腹部无压痛、反跳痛。CT 检查显示胰腺体积增大,轮廓欠清楚,胰体、胰尾部可见坏死影,胰周有低密度渗出。结合辅助检查结果,初步诊断为急性坏死性胰腺炎。

临床要点

急性胰腺炎是最为常见的胰腺疾病,病情轻重不一,病因多为胆系疾病、酗酒、暴饮暴食等,严重者甚至会危及生命。

病理表现:急性胰腺炎是胰液外溢所导致的胰腺及周围组织的急性炎症,可出现一系列不同的局部和系统并发症。急性胰腺炎分为急性水肿性胰腺炎和坏死性胰腺炎两类,前者占 80% ~ 90%,表现为胰腺肿大变硬,间质充血水肿并有炎症细胞浸润。坏死性胰腺炎较少见,以胰腺广泛坏死、出血为特征。急性胰腺炎还可见以下几种病理改变。①积液:发生急性胰腺炎时若胰管破裂,胰液外溢,则可以在胰腺内或周围见到局限性胰液积聚。②假性囊肿:炎性纤维包膜包裹胰液后形成假性囊肿,一般在急性胰腺炎发作后 4~6 周形成。③脓肿:胰液外渗积聚、继发感染均可形成脓肿。④感染性胰腺坏死:感染坏死的胰腺组织部分或全部液化。⑤出血性胰腺炎:坏死灶内可见斑片状出血。⑥假性动脉瘤:一般见于脾动脉或胃、十二指肠动脉,血管管壁由于被炎症激活的胰酶侵蚀而变薄、局限性扩张。

临床表现:急性胰腺炎起病急骤,主要症状为发热、恶心、呕吐、腹胀,上腹部压痛、反跳痛和肌紧张等。上腹部疼痛多为持续性、剧烈性,放射到胸背部,严重者可出现休克。实验室检查:血白细胞计数升高,血尿淀粉酶升高。

【影像学表现】

1. X 线表现　较少应用。

2. CT 表现　轻型患者 CT 可无明显表现,多数病例可有不同程度的胰腺体积弥漫性增大。胰腺密度可为正常、均匀或不均匀轻度下降,胰腺密度下降为胰腺间质水肿所致。胰腺轮廓清楚或模糊,渗出明显的患者还可伴有胰周积液。增强 CT 扫描显示胰腺强化程度降低,坏死区不强化。

3. 超声表现　①急性水肿性胰腺炎:胰腺肿大,多为弥漫性,也可为局限性;边界不清,内部回声稀少,回声降低。②急性坏死性胰腺炎:胰腺明显肿大,形态失常,边缘模糊不清,回声强弱不均并伴有无回声或低回声区。急性胰腺炎常伴邻近肠管充气扩张,因而影响超声的诊断效果。

4. MRI 表现　急性胰腺炎炎性改变导致的胰腺肿大、外形不规则、边缘模糊,T_1WI 表现为低信号,T_2WI 表现为高信号。假性囊肿形成则表现为圆形、边界清楚、光滑锐利的病灶,呈 T_1WI 低信号、T_2WI 高信号。胰腺炎产生的胰腺内、外积液,T_1WI 表现为低信号,T_2WI 表现为高信号。胰腺炎合并出血时,可表现为 T_1WI 和 T_2WI 均呈高信号。

【鉴别诊断】

1.消化性溃疡　急性穿孔有典型的溃疡病史,腹痛突然加重,腹肌紧张,肝浊音界消失,X线透视发现膈下有游离气体等可资鉴别。

2.急性胆囊炎和胆石症　常有胆绞痛病史,疼痛位于右上腹,常放射至右肩部,Murphy 征阳性,血、尿淀粉酶轻度升高。

第二节　　慢性胰腺炎

病例1　男,54 岁,主诉:腹痛 5 月余,无腹泻、呕吐。CT 图像显示胰腺体积增大,胰头、胰体可见多发钙化,胰管扩张,伴假性囊肿(图 5-5)。

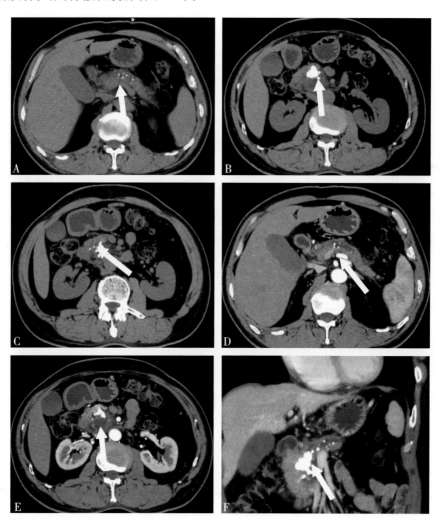

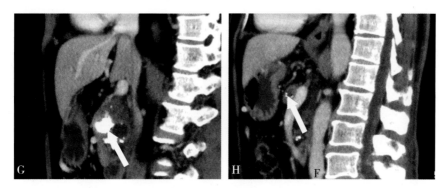

A～C.横断位 CT 平扫图像;D、E.横断位动脉期 CT 图像;F.冠状位动脉期 CT 图像;
G、H.矢状位动脉期、静脉期 CT 图像

图 5-5　慢性胰腺炎 CT 表现(病例 1)

诊断思路

54 岁男性,以"腹痛 5 月余"为主诉入院,腹部压痛,无反跳痛。CT 检查显示胰腺体积增大,胰头、胰体部可见多发钙化,胰管扩张,伴假性囊肿。结合病史及影像学检查,初步诊断为慢性胰腺炎。

病例 2　男,49 岁,主诉:15 d 前进食油腻食物后突然出现上腹绞痛。查体:腹部压痛。CT 表现:胰头体积增大,多发钙化,胰管扩张(图 5-6)。

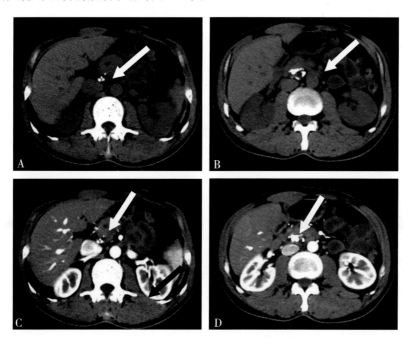

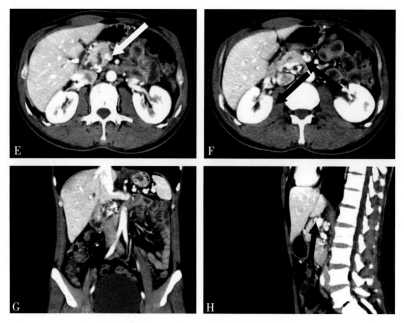

A、B.横断位 CT 平扫图像;C、D.横断位动脉期 CT 图像;E、F.横断位静脉期 CT 图像;G.冠状位静脉期 CT 图像;H.矢状位静脉期 CT 图像

图5-6　慢性胰腺炎 CT 表现(病例2)

【诊断思路】

49 岁男性,以"15 d 前进食油腻食物后突然出现上腹绞痛"为主诉入院。查体:腹部压痛,无反跳痛。CT 检查:胰头体积增大,可见多发钙化,胰管扩张。结合病史及影像学检查,诊断为慢性胰腺炎。

病例3　女,53 岁,主诉:4 d 前无明显诱因持续性上腹痛。查体:腹部压痛,无反跳痛。CT 表现:胰腺体积增大,胰头、胰体部可见多发钙化,胰管扩张,周围有渗出影,增强后胰腺强化程度降低(图5-7)。

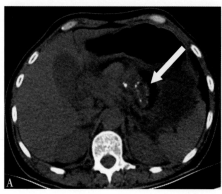
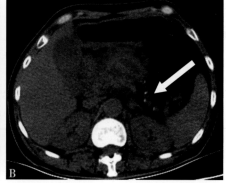

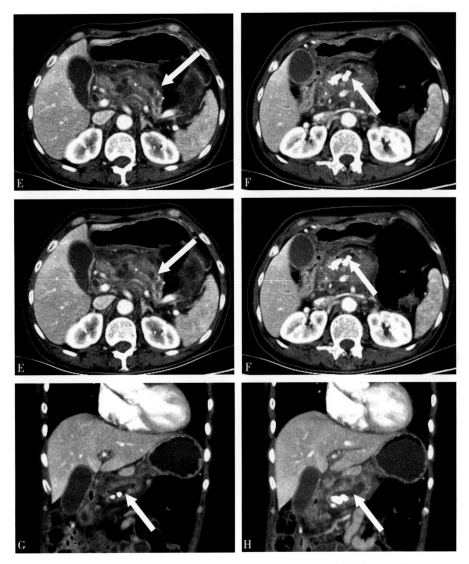

A、B. 横断位 CT 平扫图像；C、D. 横断位动脉期 CT 图像；E、F. 横断位静脉期 CT 图像；G、H. 冠状位静脉期 CT 图像

图 5-7　慢性胰腺炎急性发作 CT 表现

诊断思路 ▌▌▌

　　53 岁女性，以"4 d 前无明显诱因持续性上腹痛"为主诉入院。查体：腹部压痛，无反跳痛。CT 表现：显示胰腺体积增大，胰头、胰体可见多发钙化，胰管扩张，周围渗出，强化程度降低。结合病史及影像学检查，初步诊断为慢性胰腺炎急性发作。

◀◀ 临床要点 ▶▶

　　慢性胰腺炎是胰腺局部性、节段性或弥漫性的慢性进展性炎症,常导致胰腺实质和胰管的不可逆性损害,并伴有不同程度的胰腺外分泌或内分泌功能障碍。国内大多数患者是由于急性炎症反复发作引起的,或与家族性遗传因素、长期严重营养不良等有关。

　　病理表现:胰腺呈结节状,质地较硬;常有广泛纤维组织增生,腺泡和胰岛均有不同程度萎缩、消失,胰管扩张,间质和扩张的胰管内多有钙化或结石形成。

　　临床表现:主要症状为中、上腹部疼痛,饮酒和饱餐均可诱发或加重。严重者胰液分泌减少致消化不良使体重减轻。由于腺体和胰岛细胞大量破坏,损害胰腺的内分泌、外分泌功能,前者可并发糖尿病,后者引起消化不良,其粪便奇臭且量多,呈"泡沫状"。

【影像学表现】

　　1.X线表现　部分患者在胰腺区可见不规则"斑点状"钙化影,多较大,这些钙化斑点沿着胰腺走行分布。胰石为胰管分泌物郁滞、钙化而成,大小不一,多位于主胰管内。由于钙化细小,平片的显示率很低。

　　2.CT表现　慢性胰腺炎的CT表现主要为以下几个方面。①胰腺体积改变:胰腺体积可正常、增大或缩小。腺体萎缩可以是节段性的,也可以是弥漫性的;胰体增大多数为弥漫性,通常局限于胰头。②胰管扩张:可累及整个胰管,也可局限于某部位;可为均匀管状扩张,也可为狭窄与扩张交替的"串珠状"表现。③胰管结石和胰腺实质钙化:是诊断慢性胰腺炎较可靠的CT征象。④假性囊肿:囊肿常位于胰头区,囊壁较厚可伴钙化且多发。增强扫描囊壁有强化。

　　3.超声表现　胰腺轻度增大或变小,轮廓不规则;胰腺实质回声不均匀增强、增粗;主胰管常扩张;实质和胰管内钙化和结石表现为"点状"或"斑片状"强回声伴后方声影;如有假性囊肿则呈无回声区。

　　4.MRI表现　MRI表现为胰腺弥漫或局限性增大或萎缩。T_1WI为混杂低信号,T_2WI为混杂高信号。假性囊肿在T_1WI为低信号,在T_2WI为均匀的高信号。如合并有出血、感染或坏死物质则表现为不均匀的混合信号。钙化灶表现为低信号或无信号。

【鉴别诊断】

　　若萎缩仅局限于胰体、胰尾部,同时有胰头增大或肿块,则为胰腺癌征象。若为弥漫性胰腺萎缩则符合慢性胰腺炎。慢性胰腺炎所致胰体增大多数为弥漫性,少数为局限性,如胰头局限性增大则难以与胰头癌鉴别,因为二者均可导致胆总管和胰管的扩张、胰体和胰尾的萎缩以及胰周血管脂肪层的消失。若胰头增大,外形尚光滑,无明显分叶,可能为慢性胰腺炎。如果在肿块内见到较大的"斑片状"钙化影或假性囊肿,提示为慢性炎症。慢性胰腺炎的胰头肿块以纤维化为主,T_1WI和T_2WI均为低信号,动态增强扫描肿块在动脉期、静脉期和实质期强化的变化趋势与正常部分一致,若CT的动态增强扫描也呈类似的表现,则提示胰头慢性炎症;相反,胰头癌在动脉期为低信号,无强化表现或肿块边缘轻度强化。

第三节　　自身免疫性胰腺炎

病例 1　女,60 岁,主诉:间断腹痛 2 月余,全身皮肤黏膜发黄 2 周。横断位 CT 平扫图像见胰腺略呈"腊肠样"改变(图 5-8A、B)。横断位动脉期、静脉期 CT 图像显示胰腺可见强化,强化程度略低(图 5-8C、D)。冠状位动脉期、静脉期 CT 图像(图 5-8E、F)和矢状位动脉期、静脉期 CT 图像(图 5-8G、H)从不同角度显示了胰腺的形态。

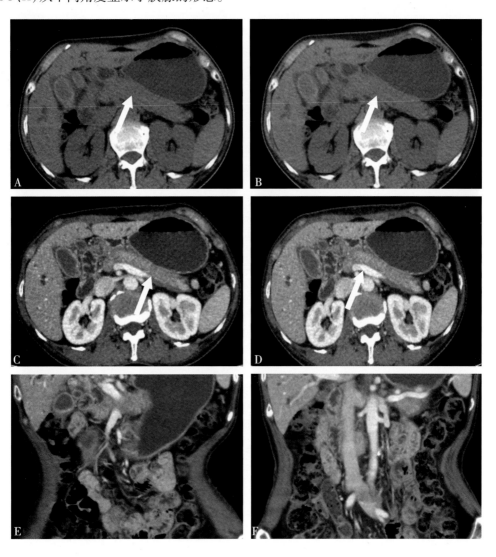

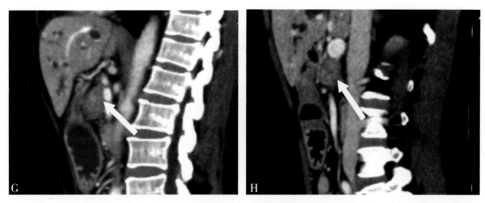

A、B.横断位CT平扫图像；C、D.横断位动脉期、静脉期CT图像；E、F.冠状位动脉期、静脉期CT图像；G、H.矢状位动脉期、静脉期CT图像

图5-8 自身免疫性胰腺炎CT表现（病例1）

诊断思路

60岁女性，以"间断腹痛2月余，全身皮肤黏膜发黄2周"为主诉入院，神志清楚，自主体位。查体：腹部无压痛、反跳痛。结合CT表现，胰腺呈"腊肠样"改变，初步诊断为自身免疫性胰腺炎。

病例2 女，33岁，主诉：1个多月前无明显诱因出现四肢水肿。腹部无压痛、反跳痛。横断位CT平扫见胰腺体积增大，密度降低，略呈"腊肠样"改变（图5-9）。

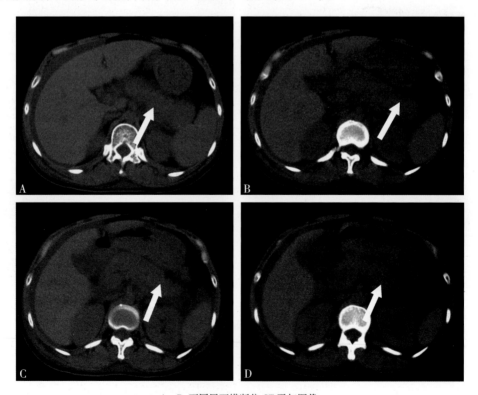

A～D.不同层面横断位CT平扫图像

图5-9 自身免疫性胰腺炎CT表现（病例2）

诊断思路 ▰▰▰▰

33 岁女性,以"1 个多月前无明显诱因出现四肢水肿"为主诉入院,神志清楚,自主体位。查体:腹部无压痛、反跳痛。结合 CT 表现,胰腺呈"腊肠样"改变,初步诊断为自身免疫性胰腺炎。

病例 3 男,48 岁,主诉:小便发黄 20 d,虹膜黄染 10 天余减退。查体:腹部无压痛、反跳痛。横断位 CT 平扫图像显示胰腺弥漫性增大,呈"腊肠样"改变(图 5-10A)。横断位动脉期、静脉期 CT 图像显示胰周可见包膜样低密度影,胰腺可见强化,强化程度略低(图 5-10B、C)。冠状位静脉期 CT 图像显示了胰腺的形态(图 5-10D)。

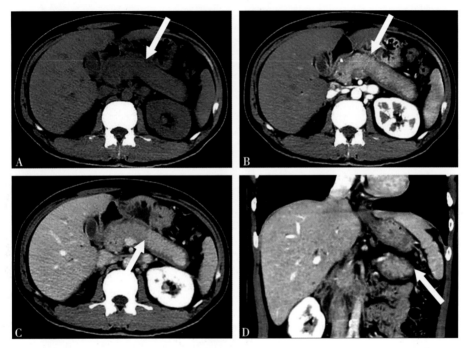

A. 横断位 CT 平扫图像;B. 横断位动脉期 CT 图像;C. 横断位静脉期 CT 图像;D. 冠状位静脉期 CT 图像

图 5-10 自身免疫性胰腺炎 CT 表现(病例 3)

诊断思路 ▰▰▰▰

48 岁男性,以"小便发黄 20 d,虹膜黄染 10 天余"为主诉入院,神志清楚,自主体位。查体:腹部无压痛、反跳痛。结合 CT 表现,胰腺呈"腊肠样"改变,初步诊断为自身免疫性胰腺炎。

病例 4 男,57 岁,间断性后背闷痛 10 天余。查体:腹平坦,无压痛、反跳痛。血、尿淀粉酶均增高,IgG47.14 U/L。CT 表现:胰头形态饱满,局部强化欠均匀(图 5-11A ~ G)。PET-CT 表现:胰头部见软组织肿块影放射性分布浓聚,与十二指肠降部分界欠清,其上段胆管扩张(图 5-11H)。病理图像显示纤维组织内分化尚好的腺体、淋巴细胞、浆细胞等浸润(图 5-11I、J)。

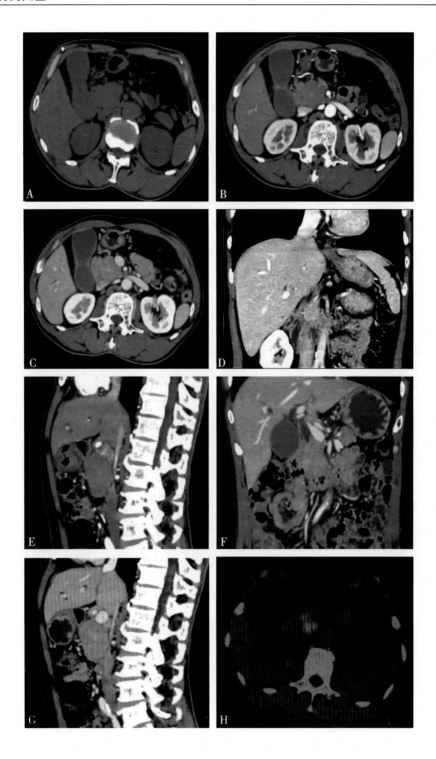

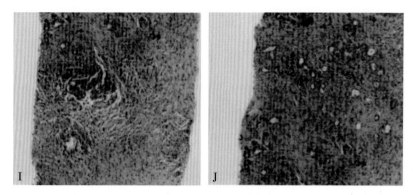

A.横断位 CT 平扫图像;B、C.横断位动脉期、静脉期 CT 图像;D、E.冠状位、矢状
位动脉期 CT 图像;F、G.冠状位、矢状位静脉期 CT 图像;H. PET-CT 图像;I、J.病理
图像

图 5-11　自身免疫性胰腺炎 CT 及病理表现(病例 4)

诊断思路

　　57 岁男性,以"间断性后背闷痛 10 多天"为主诉入院。CT 表现为胰头形态饱满,局部强化欠均匀。PET-CT 表现:胰头部见软组织肿块影放射性分布浓聚,与十二指肠降部分界欠清,其上段胆管扩张。结合血、尿淀粉酶升高,考虑胰腺炎;结合病理,诊断为 IgG4 相关的自身免疫性胰腺炎。

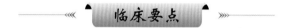

临床要点

　　自身免疫性胰腺炎属于特殊类型的慢性胰腺炎,由自身免疫介导引起,以胰腺肿大和胰管不规则狭窄为特征,多发于老年人,男性约为女性的 3 倍。自身免疫性胰腺炎可合并其他免疫相关性疾病,将先于其他免疫性疾病发生的称为原发性自身免疫性胰腺炎,反之称为继发性自身免疫性胰腺炎。

　　病理表现:胰腺有淋巴细胞与浆细胞浸润,胰腺组织纤维化,后期可能出现胰腺萎缩和胰腺硬化。光镜检查显示中等以上小叶间导管有炎性细胞浸润,主要为淋巴细胞和浆细胞,多浸润于导管上皮下。胰管周围的炎性细胞浸润导致上皮皱褶,管腔狭窄,管腔横断面呈星形或不规则形,疾病后期胰管管壁增厚。病变可累及胆总管和胆囊。

　　临床表现:起病隐匿,有些患者是体检时发现胰腺肿大而就诊的。多数患者有轻度上腹痛或不适,可向背部放射,2/3 有梗阻性黄疸,1/3 有体重减轻,1/5 ~ 1/4 可伴有糖尿病。另外,可有腹泻、乏力、恶心、呕吐等非特异性症状。自身免疫性胰腺炎患者常有血清学的异常,如出现自身抗体、γ 球蛋白及 IgG 的升高等。

【影像学表现】

　　1. X 线表现　较少应用。

　　2. CT 和 MRI 表现　CT 和 MRI 均可以显示胰腺弥漫性增大或局限性增大。T_1WI 显示胰腺组织信号强度降低。动态增强扫描表现为动脉期胰腺组织强化减弱,但出现延迟增强。CT 及 MRI 可见胰腺周围似"包膜样"的低密度,胰腺周围存在少量积液和纤维成分,T_1WI 和 T_2WI 均为低信号,可见延迟强化。ERCP 及 MRCP 可见弥漫性不规则的主胰管狭窄。胆总管、肝内胆管及胆囊也可受累,表现为管腔狭窄、管壁增厚并有强化。

3.超声表现　胰腺弥漫性增大或局限性增大,回声尚均匀。

【鉴别诊断】

局限性自身免疫性胰腺炎表现为节段性主胰管狭窄和胰腺局限性肿大,一般以黄疸为首发症状,很少有急性胰腺炎的表现,多见于老年男性,甚至肿瘤标志物 CA19-9 也有升高。与胰腺癌相似,单纯依靠影像学方法难以鉴别。弥漫浸润性胰腺癌、淋巴瘤、浆细胞瘤和转移瘤也可以表现为胰腺的弥漫性肿大,但这些肿瘤多表现为胰腺密度不均匀改变,胰腺轮廓不规则。

参考文献

[1]赵瑞敏.IgG4 相关性自身免疫性胰腺炎与胰腺癌的鉴别诊断分析[D].郑州:郑州大学,2022.

[2]王佳妮,靳二虎.影像学诊断及鉴别诊断自身免疫性胰腺炎[J].中国医学影像技术,2021,37(7):1102-1105.

第六章　胰腺囊肿

第一节　胰腺真性囊肿

病例 1　男,20 岁,主诉:发现胰腺占位 3 个月,突发腹痛 2 h。CT 表现:胰体部可见不规则囊性低密度影,边界清晰,增强后未见明显强化(图 6-1A ~ F)。MRI 表现为 T_1WI、T_2WI,胰体部见一长 T_1、长 T_2 信号,边缘不光整,胰管未见扩张(图 6-1G、H)。

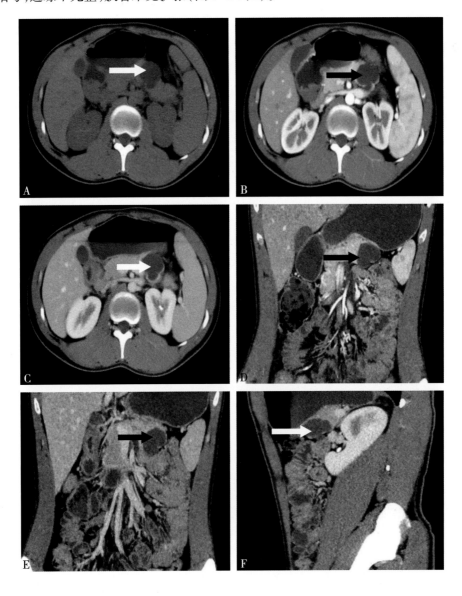

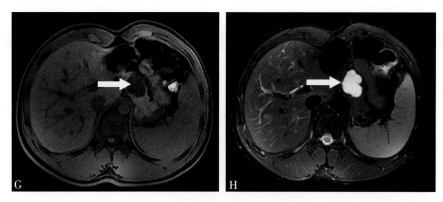

A. 横断位 CT 平扫图像；B、C. 横断位动脉期、静脉期 CT 图像；D、E. 冠状位动脉期、静脉期
CT 图像；F. 矢状位动脉期 CT 图像；G、H. 横断位 T₁WI、T₂WI 图像

图 6-1　胰腺真性囊肿 CT 及 MRI 表现（病例 1）

诊断思路

　　20 岁男性，以"发现胰腺占位 3 个月，突发腹痛 2 h"为主诉入院。查体：腹平坦，无包块，有压痛，无反跳痛。CT 平扫加增强显示胰体部不规则囊性低密度影，内部密度均匀，测量 CT 值为液性密度，边界清晰，增强后未见明显强化。MRI 显示病变呈长 T_1、长 T_2 信号，边界清晰，信号均匀。结合患者临床表现及典型影像学特征，诊断为胰腺真性囊肿。

　　病例 2　男，87 岁，主诉：摔倒后腹痛 1 d。查体：腹平坦，无包块，有压痛，无反跳痛。胰腺内见囊状低密度影，横断位、冠状位及矢状位均边界清晰，增强后未见强化（图 6-2）。

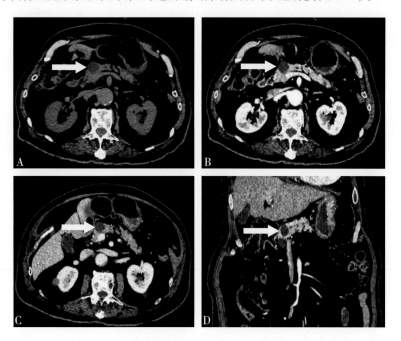

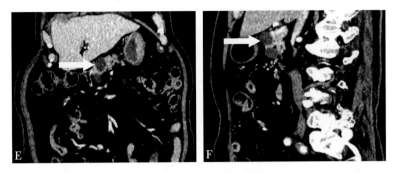

A.横断位 CT 平扫图像；B、C.横断位动脉期、静脉期 CT 图像；D、E.冠状位动脉期、静脉期 CT 图像；F.矢状位动脉期 CT 图像

图 6-2　胰腺真性囊肿 CT 表现（病例 2）

诊断思路

87 岁男性，以"摔倒后腹痛 1 d"为主诉入院。查体：腹平坦，无包块，有压痛，无反跳痛。CT 图像显示，平扫胰腺内见类圆形囊状低密度影，边界清晰，内部密度均匀，增强后未见强化。结合患者临床表现及典型影像学特征，诊断为胰腺真性囊肿。

病例 3　男，60 岁，主诉：确诊上颌骨恶性肿瘤 1 年余。查体：腹平坦，无包块，有压痛，无反跳痛。胰腺内见囊状低密度影，横断位、冠状位及矢状位均边界清晰，增强后未见强化（图 6-3）。

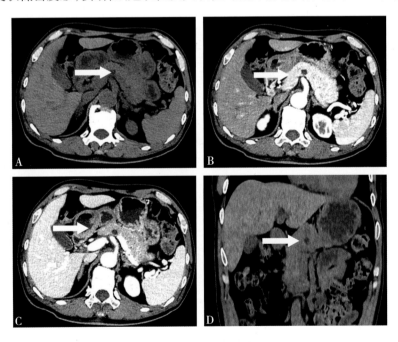

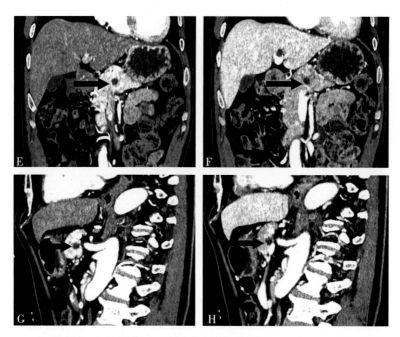

A. 横断位 CT 平扫图像;B、C. 横断位动脉期、静脉期 CT 图像;D. 冠状位 CT 平
扫图像;E、F. 冠状位动脉期、静脉期 CT 图像;G、H. 矢状位动脉期、静脉期 CT 图像

图6-3 胰腺真性囊肿 CT 表现(病例3)

诊断思路

60 岁男性,以"确诊上颌骨恶性肿瘤 1 年余"为主诉入院。查体:腹平坦,无包块,有压痛,无反跳痛。CT 图像显示,平扫胰腺内见类圆形囊状低密度影,边界清晰,内部密度均匀,增强后未见强化。结合患者临床表现及典型影像学特征,诊断为胰腺真性囊肿。

临床要点

胰腺真性囊肿是先天性囊肿,约占胰腺囊肿的 10%,其特点是囊肿内壁有单层立方上皮衬托,当真性囊肿合并慢性炎症、感染时,上皮层也可能受破坏消失。根据囊肿的数目分为单发囊肿和多发囊肿。单发囊肿较少见,病人多为 2 岁以下儿童,偶见成人,常以腹部包块就诊,可以有胃、十二指肠受压或胆管梗阻的临床表现。通常不伴有其他先天畸形。胰腺多发囊肿合并有纤维化的囊性纤维化病,它是一种全身性的遗传性疾病,临床也较少见,患者常伴有其他先天畸形,且常常同时合并肾、肝、肺或中枢神经系统的多发囊肿。由于畸形严重,患者常无法存活,因此诊断多为尸检诊断。

【影像学表现】

1.CT 表现　胰腺内圆形或类圆形低密度影,壁薄光滑,可单发或多发,囊内无间隔及软组织结节,增强扫描未见明显强化。

2.超声表现　单个者表现为边界清楚,多呈圆形,囊壁较薄,后壁回声增强,透声性好,与周围组织分界清晰。多个者囊肿外形多不规则,囊壁厚薄不均,部分囊腔内可见多条光带分隔,内可见点状及线状强回声,囊肿特别大者周围脏器受压移位。

3.MRI 表现　边缘清晰、光整,信号均匀,呈长 T_1、长 T_2 信号。

【鉴别诊断】

1.胰腺假性囊肿　指来自胰腺的包裹性积液,囊壁由肉芽与纤维组织构成,没有上皮成分,故称为假性囊肿,可见于任何年龄,与性别关系不大。成人胰腺假性囊肿多见于胆源性、酒精性及外伤性胰腺炎,20% ~40% 的慢性胰腺炎和 2% ~3% 的急性胰腺炎可发生假性囊肿。影像上多呈圆形或长圆形,直径 2 ~20 cm,大多数囊肿为单房,也可呈多房或“分叶状”,还可表现为多个囊肿呈“簇状”分布。囊壁厚度与囊肿形成时间有关,早期囊壁薄,影像常显示不清。

2.大囊型、寡囊型浆液性囊腺瘤或黏液性囊腺瘤　黏液性囊腺瘤通常轮廓光滑而内部有分隔,浆液性囊腺瘤往往由几个囊构成,轮廓呈“分叶状”,胰体尾部较大病灶提示黏液性可能大,黏液性囊腺瘤囊壁略厚。

3.胰腺实性假乳头状瘤　该肿瘤多见于年轻女性,可发生在胰腺的任何部位,多数肿瘤体积较大,呈圆形或椭圆形,边界清楚,外有纤维包膜。CT 表现为境界清楚的胰腺囊实性肿块,瘤体较大,内无分隔,囊内乳头状实性结构和壁结节中度强化,少数囊壁可钙化,可有瘤内出血及坏死灶,也可表现为完全囊变或实性肿块。

第二节　胰腺假性囊肿

病例 1　女,57 岁,主诉:间断腹痛 2 年余。CT 图像显示肝门部及小网膜囊囊性低密度影,增强后囊壁轻度强化,与胰头、胰颈关系密切(图 6-4A ~F)。MRI T_1WI、T_2WI 图像显示胰体尾部可见类圆形长 T_1、长 T_2 信号影,内可见分层,边界清(图 6-4G、H)。

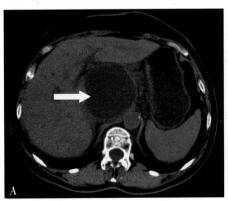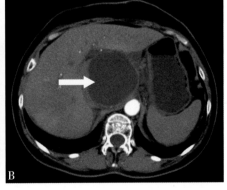

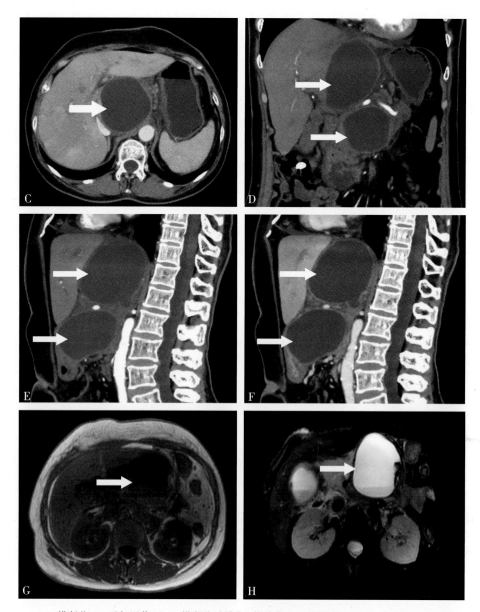

A. 横断位 CT 平扫图像；B、C. 横断位动脉期、静脉期 CT 图像；D. 冠状位动脉期 CT 图像；
E、F. 矢状位动脉期、静脉期 CT 图像；G、H. 横断位 T_1WI、T_2WI 图像

图 6-4　胰腺假性囊肿 CT 及 MRI 表现（病例 1）

诊断思路

　　57 岁女性，以"间断腹痛 2 年余"为主诉入院，查体：腹平坦，无包块，有压痛，无反跳痛。CT 图像显示肝门部及小网膜囊囊性低密度影，增强后囊壁轻度强化，与胰头、胰颈关系密切。MRI 图像显示胰体尾部类圆形长 T_1、长 T_2 信号影，内可见分层，边界清。结合患者临床表现及典型影像学特征，诊断为胰腺假性囊肿。

病例2　女,51岁,主诉:间断性发热、上腹部疼痛1月余,加重5 d。CT图像显示胰腺体积增大,实质密度不均匀,胰周脂肪间隙模糊,可见不规则液性低密度影,呈"包裹性"改变,壁有强化(图6-5)。

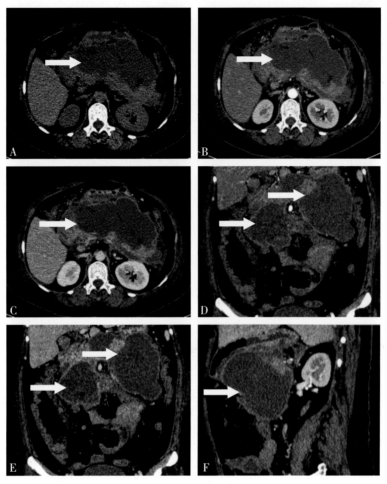

A.横断位CT平扫图像;B、C.横断位动脉期、静脉期CT图像;D、E.冠状位动脉期、静脉期CT图像;F.矢状位动脉期CT图像

图6-5　胰腺假性囊肿CT表现(病例2)

诊断思路

51岁女性,以"间断性发热、上腹部疼痛1月余,加重5 d"为主诉入院。查体:腹平坦,无包块,有压痛,无反跳痛。CT图像显示胰腺体积增大,实质密度不均匀,胰周脂肪间隙模糊,可见不规则液性低密度影,呈"包裹性"改变。结合患者临床表现及典型影像学特征,诊断为胰腺假性囊肿。

病例3　女,39岁,主诉:上腹部疼痛2周,血清淀粉酶243 U/L,血清脂肪酶166.5 U/L。CT图像显示胰头囊性低密度影,增强后可见边缘及分隔强化,胰周见絮状渗出影(图6-6)。

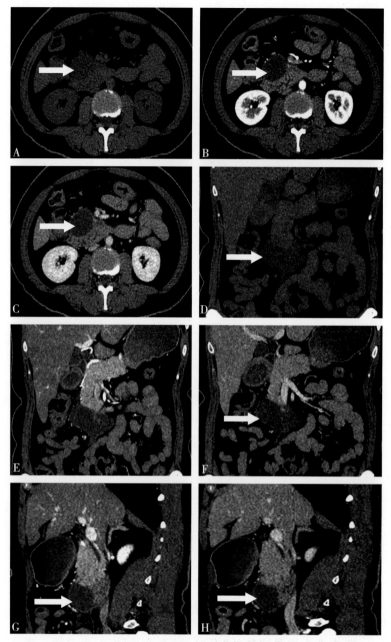

A. 横断位 CT 平扫图像；B、C. 横断位动脉期、静脉期 CT 图像；D. 冠状位 CT 平
扫图像；E、F. 冠状位动脉期、静脉期 CT 图像；G、H. 矢状位动脉期 CT 图像

图6-6　胰腺假性囊肿 CT 表现(病例3)

診断思路▌▍▎▏

　　39 岁女性,以"上腹部疼痛 2 周"为主诉入院,检验血清淀粉酶 243 U/L,血清脂肪酶 166.5 U/L。查体:腹膨隆,无包块,有压痛,无反跳痛。CT 图像显示胰头囊性低密度影,增强后可见边缘及分隔强化,胰周见絮状渗出影。结合患者临床表现、生化检查及典型影像学特征,诊断为胰腺假性囊肿。

胰腺假性囊肿(pancreatic pseudocyst,PPC)指在胰腺内或其周围由缺乏上皮细胞的纤维囊壁包裹外漏的胰液或胰酶而形成的囊肿,囊内不包含气体或固体等胰腺坏死组织。其囊壁由纤维肉芽组织、腹膜、网膜等无上皮细胞组成。占胰腺囊肿75%以上,是急、慢性胰腺炎的常见局部并发症之一,也可以继发于胰腺术后、胰腺外伤,偶见继发于胰腺恶性肿瘤或无明显原因。胰腺假性囊肿多无症状,早期也无须治疗,但随着病情进展,可以引发一系列并发症。有学者将胰腺假性囊肿分为三型:①Ⅰ型,急性坏死后的假性囊肿,即由急性胰腺炎引起,其发病机制与胰管关系不大;②Ⅱ型,也是一种坏死后的假性囊肿,但由慢性复发性的胰腺炎引起,胰管已发生改变但尚未出现狭窄,且囊肿与胰管之间相通;③Ⅲ型,称为潴留性假性囊肿,由慢性胰腺炎引起,伴胰管狭窄,且囊肿与胰管相通。

【影像学表现】

1.CT表现　单房孤立性或多房"蜂窝状"的囊状肿物,大小不等,形态各异,囊肿壁厚薄不均,增强扫描内容物无强化,囊肿壁可有程度不等的强化。合并坏死感染时可见囊壁增厚且异常强化,囊内出现气体。

2.超声表现　胰腺或胰周边界清晰的无回声暗区,有时可见囊内分隔,但无气体或固体组织;多普勒超声可显示囊壁上的血流信号。

3.MRI表现　圆形、边界清楚、光滑锐利的病灶,呈T_1WI低信号、T_2WI高信号。

【鉴别诊断】

1.胰腺脓肿　由急性胰腺炎的坏死组织或并发假性囊肿继发感染所致,可发生在胰腺任何部位,主要致病菌为肠道杆菌。CT表现呈类圆形或不规则形,可局限包裹或向周围蔓延,脓液密度略高于囊肿,腔内出现气泡为特征性表现,增强扫描脓肿壁呈环形明显强化,其壁较假性囊肿厚,有时出现强化的分隔影。

2.胰腺浆液性肿瘤　起源于胰腺腺泡的中心细胞,以胰体尾部多见,好发于50~60岁女性,以小囊型占绝大多数。CT表现为边界清楚的"分叶状"囊实性肿物,由多数小囊结构和纤维分隔构成,囊腔直径多<2 cm,增强扫描囊壁、实性部分和纤维间隔可强化,呈"蜂窝状"。

参考文献

[1]彭泰松,唐光健,许志高,等.胰腺囊性病变的影像表现与临床特点(上)[J].国际医学放射学杂志,2020,43(4):468-473.
[2]郭启勇.实用放射学[M].北京:人民卫生出版社,2007.
[3]黄子星,吴春成,曹丹,等.《美国放射学院适宜性标准:胰腺囊肿》2020年版要点解读[J].中国普外基础与临床杂志,2021,28(1):23-26.

［4］张潇,范智慧,王延杰,等.误诊胰腺淋巴上皮囊肿 2 例［J］.中国医学影像技术,2021,37(9)：
    1439-1440.

［5］黄斯诚,黄湘秦,孙维佳.胰腺假性囊肿的诊疗进展［J］.中国普通外科杂志,2017,26(3)：
    367-374.

［6］杨子云,张海蓉,何佳薇,等.急性胰腺炎并发胰腺假性囊肿危险因素分析［J］.中国全科医学,
    2020,23(29):3682-3689.

［7］徐建国,唐光健,彭泰松,等.胰腺囊性病变的影像表现与临床特点(下)［J］.国际医学放射学杂
    志,2020,43(6):716-720.

［8］张永飞,周爱静.MRI 与 MSCT 在胰腺囊性病变患者鉴别诊断中的对比分析［J］.中国疗养医
    学,2020,29(4):416-417.

第七章　胰腺肿瘤

第一节　胰腺神经内分泌肿瘤

病例 1　男,50 岁,主诉:确诊胰腺神经内分泌肿瘤 6 年余,肝继发转移 2 年余。CT 图像显示胰体部可见团块状稍低密度影,增强后明显不均匀强化(图 7-1A ~ C);钩突可见软组织影,密度不均,见结节状、条状高密度钙化影,增强后呈相对低密度影(图 7-1D ~ F)。

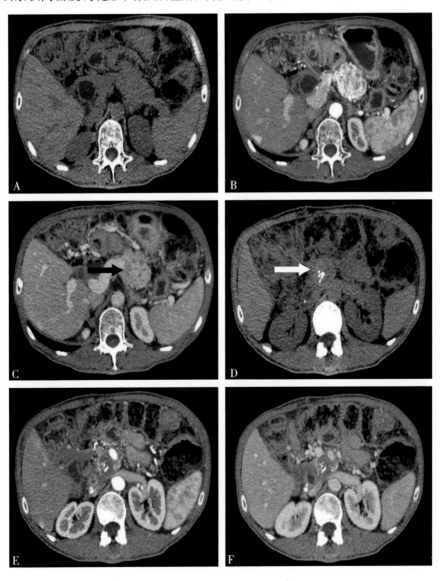

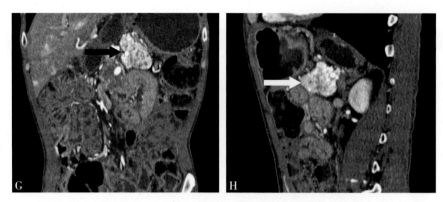

A. 横断位 CT 平扫图像；B、C. 横断位动脉期、静脉期 CT 图像；D. 横断位 CT 平扫图像；
E、F. 横断位动脉期、静脉期 CT 图像；G、H. 冠状位、矢状位动脉期 CT 图像

图 7-1　胰腺神经内分泌肿瘤 CT 表现（病例 1）

诊断思路 ▮▮▮▮

50 岁男性，以"确诊胰腺神经内分泌肿瘤 6 年余，肝继发转移 2 年余"为主诉入院。查体：腹平坦，无压痛、反跳痛。CT 表现：钩突可见软组织影，密度不均，见结节状、条状高密度影，增强后为相对低密度影。胰体部可见团块状稍低密度影，增强后明显不均匀强化。结合患者临床表现及典型影像特征，诊断为胰腺神经内分泌肿瘤。

病例 2　男，47 岁，主诉：确诊胰腺神经内分泌肿瘤 2 年余。CT 图像显示胰体尾部团块状肿块影伴点状钙化，可见腹腔干细小分支动脉供血，增强扫描呈轻度强化，和脾脏分界不清（图 7-2）。

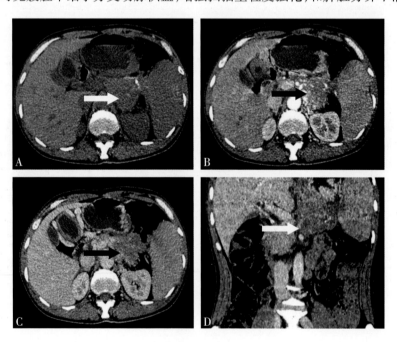

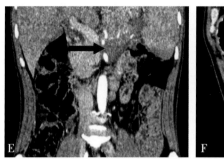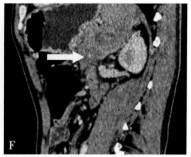

A.横断位CT平扫图像;B、C.横断位动脉期、静脉期CT图像;D、E.冠状位动脉期、静脉期CT图像;F.矢状位动脉期CT图像

图7-2　胰腺神经内分泌肿瘤CT表现(病例2)

诊断思路 ▶▶▶▶

47岁男性,以"确诊胰腺神经内分泌肿瘤2年余"为主诉入院。查体:腹平坦,无压痛、反跳痛。CT图像显示为胰体尾部可见团块状肿块影伴点状钙化,可见腹腔干细小分支动脉供血,增强扫描呈轻度强化。结合患者临床表现及典型影像特征,诊断为胰腺神经内分泌肿瘤。

病例3　男,59岁,主诉:口渴、多饮、消瘦9年,双下肢麻木2年。CT图像显示胰颈部有一结节样密度增高影,边缘可见分叶,增强后动脉期富血供强化,静脉期持续强化,胰体尾部萎缩(图7-3A~G)。病理图像显示符合胰腺神经内分泌肿瘤(G1级)(图7-3H)。

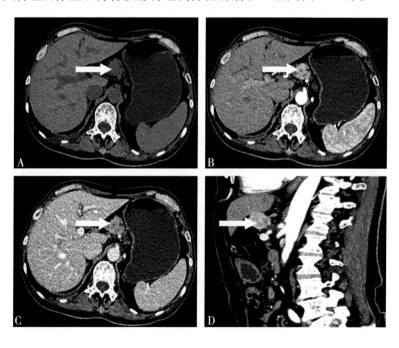

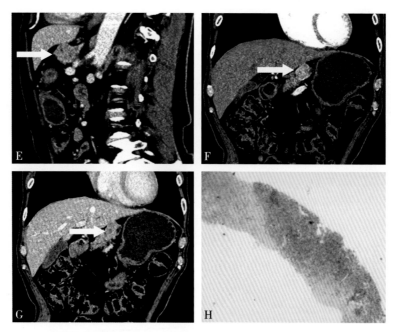

A. 横断位 CT 平扫图像；B、C. 横断位动脉期、静脉期 CT 图像；D、E. 矢状位动
脉期、静脉期 CT 图像；F、G. 冠状位动脉期、静脉期 CT 图像；H. 病理图像

图7-3　胰腺神经内分泌肿瘤 CT 及病理表现(病例3)

诊断思路

59 岁男性，以"口渴、多饮、消瘦 9 年，双下肢麻木 2 年"为主诉入院。查体：腹平坦，无压痛、反
跳痛。CT 图像显示为胰颈部见一结节样密度增高影，边缘可见分叶，增强后动脉期富血供强化，静
脉期持续强化，胰体尾部萎缩。结合患者临床表现、病理及典型影像特征，诊断为胰腺神经内分泌
肿瘤。

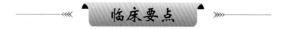 临床要点

胰腺神经内分泌肿瘤(pancreatic neuroendocrine neoplasm)是一类罕见的神经内分泌肿瘤，是起
源于肽能神经元和神经内分泌细胞的异质性肿瘤，占所有胰腺肿瘤的 1% ~ 2%。根据胰腺神经内
分泌肿瘤有无分泌功能将其分为功能性和无功能性两种。功能性胰腺神经内分泌肿瘤包括胰岛素
瘤、胃泌素瘤、胰高血糖素瘤和血管活性肠肽瘤等。这一类肿瘤产生不同的激素，导致相应的临床
症状。无功能性胰腺神经内分泌肿瘤因无分泌功能，通常患者的临床症状不明显。

【影像学表现】

1. CT 表现　CT 平扫示肿瘤呈类圆形或不规则形，实性成分为等密度或稍低密度，囊变坏死呈
低密度；肿瘤较少合并钙化，极少发生出血；增强扫描后，大部分肿瘤的实性成分呈明显强化，呈富
血管肿瘤表现。病理级别越高的肿瘤强化程度越低。

2.超声表现　胰腺神经内分泌肿瘤通常表现为具有光滑边缘的肿块,较大者可能表现为异质性,伴有囊变或坏死区域。病灶内部多为实性结构,多呈低回声,回声多较均匀,边界多较清晰,形态较规则。

3.MRI表现　平扫时肿瘤在 T_1WI 上呈低信号,在 T_2WI 上呈高信号。在增强扫描动脉期大多数病灶呈现明显强化,少数病灶不强化;在静脉期,多数胰腺神经内分泌肿瘤病变仍呈强化。

【鉴别诊断】

1.胰腺囊腺瘤或囊腺癌　多见于中老年女性,病变以囊性成分为主,内可见间隔,间隔呈"轮辐状"并可见"条片状"钙化,分隔及壁结节可有强化。

2.胰腺癌　为胰腺恶性肿瘤,中老年人中多见,易坏死、囊变,但为低血供病变,界限不清,多有胆管、胰管明显扩张,肝脏转移比较多见。

3.胰腺实性假乳头状瘤　主要发生于年轻女性,主要CT表现为囊实性肿块,边缘清楚,多突出于胰腺表面,可以合并出血,钙化较常见(边缘弧形或"蛋壳样"钙化),肿瘤实性成分增强后呈渐进性中等强化。

第二节　胰腺囊性肿瘤

一、胰腺浆液性囊腺瘤

病例1　女,68岁,主诉:大便带血10 d,发现胰腺占位3 d。CT图像显示胰尾部有一类圆形囊实性低密度影,边界清楚,增强扫描实性成分轻度强化,囊性成分未见强化,胰管未见扩张(图7-4A~G)。病理示浆液性囊腺瘤(图7-4H)。

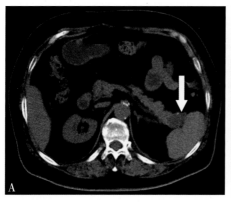
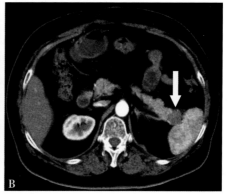

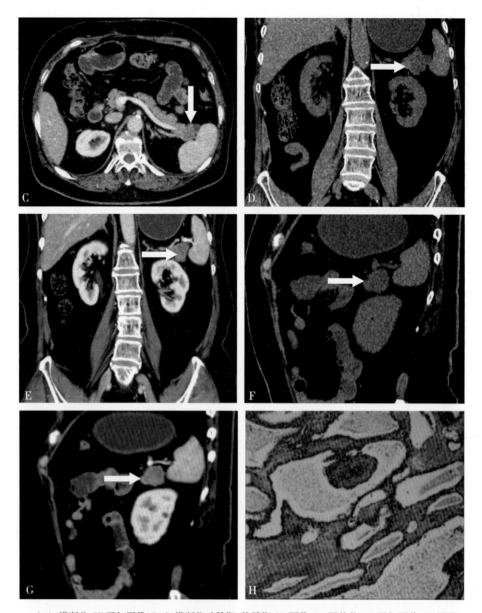

A. 横断位 CT 平扫图像；B、C. 横断位动脉期、静脉期 CT 图像；D. 冠状位 CT 平扫图像；E. 冠状位动脉期 CT 图像；F. 矢状位 CT 平扫图像；G. 矢状位动脉期 CT 图像；H. 病理图像

图 7-4　胰腺浆液性囊腺瘤 CT 及病理表现（病例 1）

诊断思路

　　68 岁女性，以"大便带血 10 d，发现胰腺占位 3 d"为主诉入院。查体：腹平坦，无压痛、反跳痛。CT 图像显示胰尾部一类圆形囊实性低密度影，边界清楚，增强扫描实性成分轻度强化，囊性成分未见强化，胰管未见扩张。结合患者临床表现及影像特征，最后由病理诊断为胰腺浆液性囊腺瘤。

病例2　女,57 岁,主诉:间断胸痛 4 年余。查体:腹平坦,无压痛、反跳痛。CT 图像显示胰头囊实性病灶,内见多发钙化影,并可见多房分隔,增强后病灶内实性成分轻度强化,胰管明显扩张(图 7-5)。

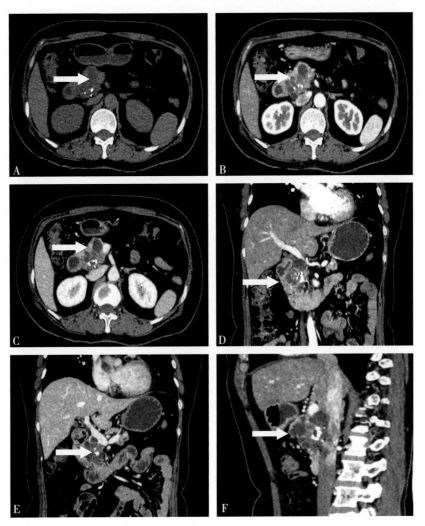

A. 横断位 CT 平扫图像;B、C. 横断位动脉期、静脉期 CT 图像;D、E. 冠状位动脉期、
静脉期 CT 图像;F. 矢状位动脉期 CT 图像

图 7-5　胰腺浆液性囊腺瘤 CT 表现(病例 2)

诊断思路

57 岁女性,以"间断胸痛 4 年余"为主诉入院。查体:腹平坦,无压痛、反跳痛。CT 表现:胰头囊实性病灶,内见多发钙化影,并可见多房分隔,增强后病灶内实性成分轻度强化,胰管明显扩张。结合患者临床表现及影像学特征,诊断为胰腺浆液性囊腺瘤。

病例3　女,74 岁,主诉:体检发现胰腺占位 2 年余。查体:腹平坦,无包块,无压痛、反跳痛。CT 图像显示胰腺颈部有一类圆形低密度影,边界清楚,增强扫描未见明显强化,胰管未见扩张(图 7-6A ~ G)。病理图像显示胰腺浆液性囊腺瘤(图 7-6H)。

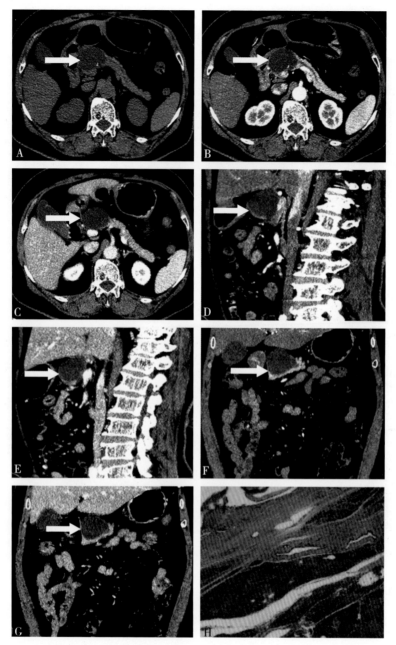

A.横断位 CT 平扫图像;B、C.横断位动脉期、静脉期 CT 图像;D、E.矢状位动脉期、静脉期 CT 图像;F、G.冠状位动脉期、静脉期 CT 图像;H.病理图像

图 7-6　胰腺浆液性囊腺瘤 CT 及病理表现(病例 3)

诊断思路

　　74 岁女性,以"体检发现胰腺占位 2 年余"为主诉入院。查体:腹平坦,无压痛、反跳痛。CT 图像显示胰腺颈部有一类圆形低密度影,边界清楚,增强扫描未见明显强化,胰管未见扩张。结合患者临床表现及影像特征,最后由病理诊断为胰腺浆液性囊腺瘤。

临床要点

胰腺浆液性囊腺瘤是一种少见的肿瘤,多见于女性,男女比例为1∶(4~6),好发于中年人。囊腺瘤生长缓慢,早期多无明显症状,多为偶然发现。肿瘤多位于胰体和胰尾部,胰头部也可见,一般较大,直径为2~20 cm,平均为7~13 cm。瘤体包膜完整,表面光滑,肿块一般与胰腺有明显的界限,切面可见瘤体由一个大的单囊或多囊组成,囊内含有黏液,有潜在恶性可能。

【影像学表现】

1.CT表现 好发于胰体尾部,表现为单发,边界清楚,体积较大,肿瘤表面轮廓多呈"分叶状"和中央"星状"纤维瘢痕,可见典型的中央"星芒状"瘢痕及钙化。增强扫描肿瘤间隔可明显强化,而内容物无强化,"星芒状"钙化更易见。

2.超声表现 病灶呈"分叶状",边界清,多呈现混合回声或高回声,病灶内部隐约可见低-无回声的"小囊样"改变。部分可见分隔散在钙化灶。

3.MRI表现 常表现为体积较大的类圆形或不规则形囊性肿块;囊腔信号为长T_1、长T_2,当囊液浓度较高时,T_1信号可略增高;肿块内可见较多分隔,分隔较纤细,强化明显,无壁结节,可见中央瘢痕。

【鉴别诊断】

1.胰腺假性囊肿 多继发于胰腺炎,多为圆形、分隔少,无中心瘢痕。CT表现为单房孤立性或多房"蜂窝状"的囊状肿物,大小不等,形态各异,囊肿壁厚薄不均,增强扫描内容物无强化,囊肿壁可有程度不等的强化。

2.黏液性囊性肿瘤 平扫时病变表现为边界清楚的圆形或者类圆形囊实性低密度肿块影,多呈"分叶状",囊壁较厚,肿瘤内可见纤维间隔和实性结节,有时可见"乳头状"结节突入腔内,可有囊壁和囊腔内钙化,增强扫描可见肿瘤壁、纤维间隔和肿瘤实性成分明显强化。

二、胰腺黏液性囊腺瘤

病例1 女,82岁,主诉:体检发现胰腺占位10个月。查体:腹平坦,无包块,无压痛,无反跳痛。CT图像显示胰尾部一囊性低密度影,形态不规则,壁厚,边缘点状钙化,周围脂肪间隙模糊"条片状"渗出,增强扫描后壁轻度强化,似可见壁结节(图7-7)。

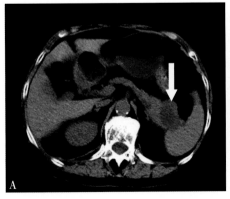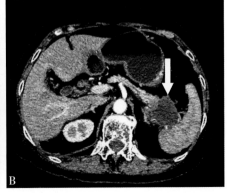

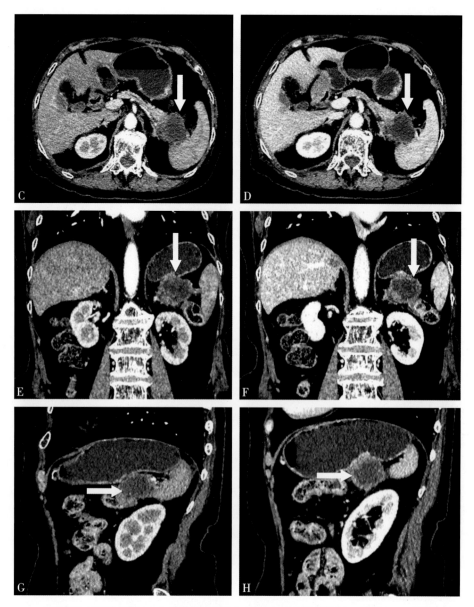

A. 横断位 CT 平扫图像；B、C. 横断位动脉期 CT 图像；D. 横断位静脉期 CT 图像；E、F. 冠状位动脉期、静脉期 CT 图像；G、H. 矢状位动脉期、静脉期 CT 图像

图 7-7　胰腺黏液性囊腺瘤 CT 表现(病例 1)

诊断思路

　　82 岁女性，以"体检发现胰腺占位 10 个月"为主诉入院。查体：腹平坦，无包块，无压痛，无反跳痛。CT 图像显示胰尾部一囊性低密度影，形态不规则，壁厚，边缘点状钙化，周围脂肪间隙模糊"条片状"渗出，增强扫描后壁轻度强化，似可见壁结节。结合患者临床表现及影像特征，诊断为胰腺黏液性囊腺瘤。

病例 2 女,33 岁,主诉:发现腹部肿块 1 年余。查体:腹平坦,无包块,无压痛,无反跳痛。CT 图像显示胰体尾部有一巨型囊性密度影,内局部见小分隔,壁和分隔有强化,胰管未见扩张(图 7-8)。

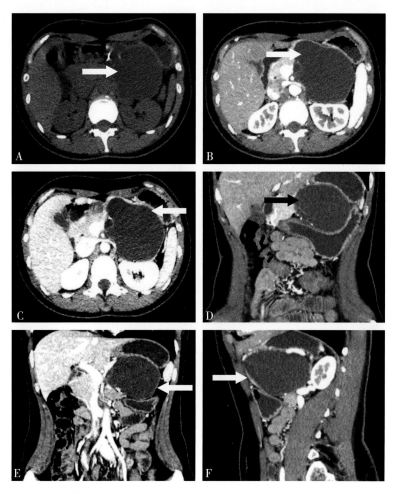

A.横断位 CT 平扫图像;B、C.横断位动脉期、静脉期 CT 图像;D、E.冠状位动脉期、静脉期 CT 图像;F.矢状位动脉期 CT 图像

图 7-8 胰腺黏液性囊腺瘤 CT 表现(病例 2)

诊断思路

33 岁女性,以"发现腹部肿块 1 年余"为主诉入院。查体:腹平坦,无包块,无压痛,无反跳痛。CT 表现为胰体尾部见一巨型囊性密度影,内局部见小分隔,壁和分隔有强化,胰管未见扩张。结合患者临床表现及影像特征,诊断为胰腺黏液性囊腺瘤。

病例 3 女,35 岁,主诉:体检发现胰腺囊肿 1 周。查体:腹平坦,无包块,无压痛、反跳痛。CT 图像显示胰体尾部可见一囊实性巨大肿块影,增强后囊壁及实性成分呈轻度强化(图 7-9A～E)。病理图像显示胰腺黏液性囊腺瘤(图 7-9F)。

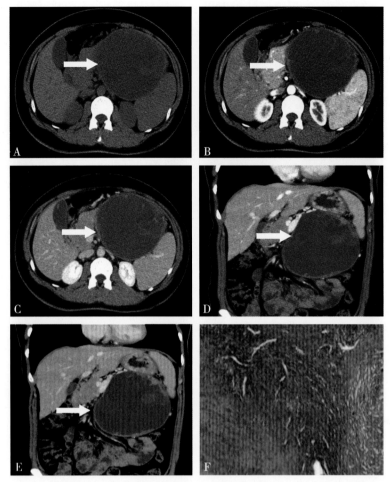

A. 横断位 CT 平扫图像；B、C. 横断位动脉期、静脉期 CT 图像；D、E. 冠状位动
脉期、静脉期 CT 图像；F. 病理

图 7-9　胰腺黏液性囊腺瘤 CT 及病理表现

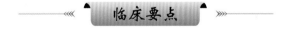

诊断思路

　　35 岁女性，以"体检发现胰腺囊肿 1 周"为主诉入院，查体：腹平坦，无压痛、反跳痛。CT 图像显示胰腺可见一囊实性肿块影，增强后囊壁及实性成分呈轻度强化。结合患者临床表现及影像特征，最后由病理诊断为胰腺黏液性囊腺瘤。

临床要点

　　胰腺黏液性囊腺瘤起源于胰管上皮或腺泡组织，是一种罕见的分泌黏液的胰腺囊性肿瘤，多见于胰体尾部；女性居多。占胰腺囊性肿瘤的 10%～15%，占胰腺恶性肿瘤的 1%。本病有种族差异性，白种人发病率是黑种人的 6 倍。

【影像学表现】

1. CT表现　平扫时病变表现为边界清楚的圆形或者类圆形囊实性低密度肿块影,多呈"分叶状",囊壁较厚,肿瘤内可见纤维间隔和实性结节,有时可见"乳头状"结节突入腔内,可有囊壁和囊腔内钙化。增强扫描可见肿瘤壁、纤维间隔和肿瘤实性成分明显强化。

2. 超声表现　多数为单囊或少囊型,最大囊直径通常大于2 cm,圆形或椭圆形,当肿块较大时可呈"分叶状",内壁光滑,可见囊壁结节样回声突入腔内,囊壁厚度各异,可见囊壁边缘钙化。

3. MRI表现　肿瘤多为单房或多房,囊内容物为黏液与出血性坏死物质,故多呈混杂 T_1、混杂 T_2 信号,各囊腔内因黏蛋白及血液成分含量不同,MRI信号可有差异。肿块不与主胰管相连。增强扫描囊壁、壁结节及间隔强化。

【鉴别诊断】

胰腺浆液性囊腺瘤:一般呈"多孔状"或"蜂窝状",囊内存在间隔的结缔组织,囊肿可分成多个小囊肿,该囊肿的内皮一般由立方细胞或单层的扁平细胞组成,瘤细胞无异形,不存在核分裂。胰腺浆液性囊腺瘤不存在恶变的倾向,好发于中年妇女。

三、胰腺导管内乳头状黏液性肿瘤

病例1　男,63岁,主诉:进行性腹痛,伴恶心、呕吐2个月。查体:腹部有压痛,无反跳痛,腹部柔软、无包块。CT图像显示胰颈部与胰体部交界处可见软组织肿块影,增强呈不均匀轻度强化。大网膜呈"污垢样"改变(图7-10A～F)。病理图像显示胰腺导管内乳头状黏液性肿瘤伴高级别腺上皮内瘤变(图7-10G、H)。

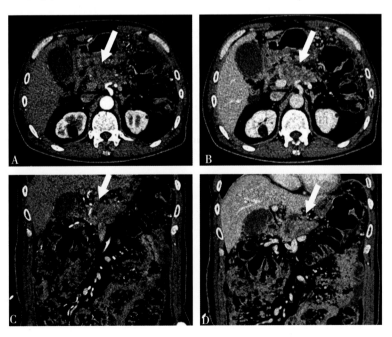

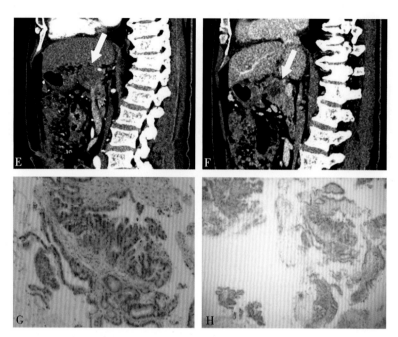

A、B. 横断位动脉期、静脉期 CT 图像；C、D. 冠状位动脉期、静脉期 CT 图像；

E、F. 矢状位动脉期、静脉期 CT 图像；G、H. 病理图像

图 7-10　胰腺导管内乳头状黏液性肿瘤 CT 及病理表现（病例 1）

诊断思路

63 岁男性，以"进行性腹痛，伴恶心、呕吐 2 个月"为主诉入院。查体：腹部有压痛，无反跳痛，腹部柔软、无包块。CT 图像显示胰颈部与胰体部交界处软组织肿块影，增强呈不均匀轻度强化，大网膜呈"污垢样"改变。结合病理，考虑为胰腺导管内乳头状黏液性肿瘤。

病例 2　男，56 岁，主诉：确诊胰腺占位 14 月余，腹痛 1 周。查体：腹部有压痛，无反跳痛，腹部柔软、无包块。CT 图像显示胰体部片状低密度影，边界不清，增强后轻度强化，胰尾部强化减低，胰管稍扩张，胰腺周围见絮状渗出影（图 7-11A～F）。病理图像显示胰腺导管内乳头状黏液性肿瘤伴高级别腺上皮内瘤变（图 7-11G、H）。

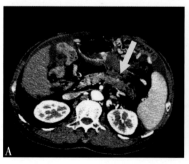
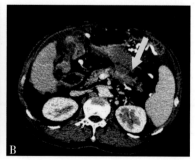

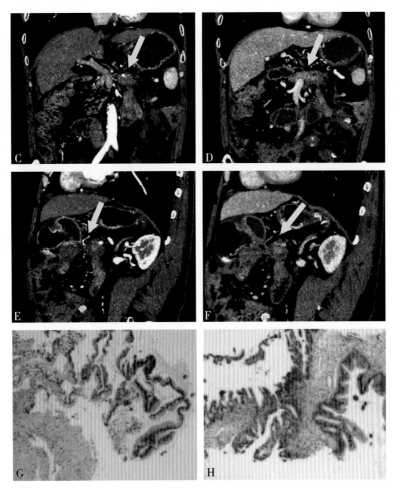

A、B. 横断位动脉期、静脉期 CT 图像；C、D. 冠状位动脉期、静脉期 CT 图像；
E、F. 矢状位动脉期、静脉期 CT 图像；G、H. 病理图像

图 7-11　胰腺导管内乳头状黏液性肿瘤 CT 及病理表现（病例 2）

诊断思路

　　56 岁男性，以"确诊胰腺占位 14 月余，腹痛 1 周"为主诉入院。查体：可见腹部有压痛，无反跳痛，腹部柔软、无包块。CT 表现为胰体部片状低密度影，边界不清，增强后轻度强化，胰尾部强化降低，胰管稍扩张，胰腺周围见絮状渗出影。结合患者临床表现及影像特征，最终病理诊断为胰腺导管内乳头状黏液性肿瘤。

临床要点

　　胰腺导管内乳头状黏液性肿瘤（intraductal papillary mucinous neoplasm of pancreas）是一种主胰管或分支胰管导管上皮起源，并分泌黏蛋白的一种胰腺肿瘤，好发于中老年，为低度恶性的肿瘤。多数患者起病隐匿，可无明显的临床症状，影像学检查往往是发现病变的主要检查手段。

【影像学表现】

1.CT表现　主胰管扩张,管腔内黏液栓造成管腔内密度不均匀增高,管壁上可见等密度壁结节。增强扫描见肿瘤乳头轻、中度强化。十二指肠乳头增大、突入肠腔是主胰管型胰腺导管内乳头状黏液性肿瘤的特征性改变。

2.超声表现　①二维超声表现为边缘规则的低回声,彩色多普勒血流成像(color Doppler flow imaging,CDFI)未探及血流信号,故初步诊断为偏良性结节。②对于较小病灶,局部放大后可以准确显示微小病灶的形态及血流灌注。③对于腹腔气体多、胰腺显示不清的患者,可以嘱患者饮水后观察或半坐位检查。

3.MRI表现　病变处可见多房性长T_1、长T_2信号囊性病灶,增强扫描可见多发性壁结节中度强化及分隔轻中度强化,伴主胰管明显扩张。

【鉴别诊断】

1.胰腺假性囊肿　胰腺炎或创伤后留下的潴留性囊肿,多为单房圆形或卵圆形液体密度影,壁厚薄不均。囊壁可强化,而囊内实质成分不强化。囊内液体密度不均匀,MRI图像上可见到特征性的出血成分,如与主胰管相通,囊的大小可以变化。

2.胰腺黏液性囊腺瘤　与分支胰管型胰腺导管内乳头状黏液性肿瘤的影像表现非常相似,都可表现为囊性病变伴分隔和壁结节,其主要鉴别点是囊性病灶是否与主胰管相通。黏液性囊腺瘤内含卵巢基质,其仅见于女性患者,且仅见于胰体尾部。

3.胰腺导管腺癌　好发于胰头,由于其浸润性生长的生物学特性,多为边界不清的实质性肿块,具有嗜血管神经生长的特点,且几乎不发生囊变、坏死;而胰腺导管内乳头状黏液性肿瘤为囊性病变,MRI图像T_2WI序列能明显区分出来。

四、胰腺实性假乳头状瘤

病例1　男,10岁,主诉:胸闷3 d。查体:腹平坦,无压痛、反跳痛。CT图像显示胰头团块状软组织密度影,呈轻、中度不均匀强化(图7-12)。

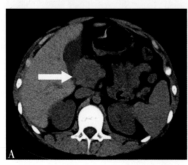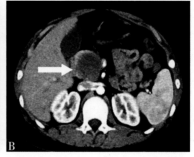

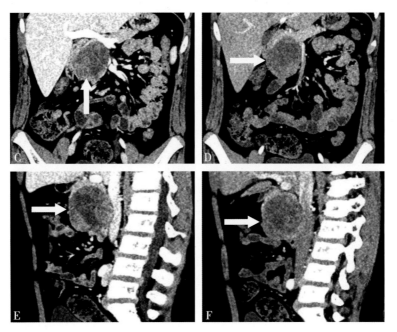

A. 横断位 CT 平扫图像；B. 横断位动脉期 CT 图像；C、D. 冠状位动脉期、静脉期 CT 图像；E、F. 矢状位动脉期、静脉期 CT 图像

图 7-12　胰腺实性假乳头状瘤 CT 表现（病例 1）

诊断思路

10 岁男孩，以"胸闷 3 d"为主诉入院，查体：腹平坦，无压痛、反跳痛。CT 表现为胰头团块状软组织密度影，呈不均匀轻、中度强化。结合患者临床表现及典型影像特征，诊断为胰腺实性假乳头状瘤。

病例 2　男，13 岁，主诉：间断腹痛 5 月余，发现腹腔占位 3 d。查体：腹平坦，无压痛、反跳痛。CT 图像显示胰体尾部较大囊实性低密度影，其内可见片状稍低密度影，增强扫描不均匀强化，实性部分强化明显（图 7-13）。

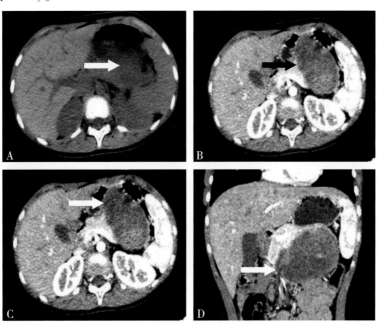

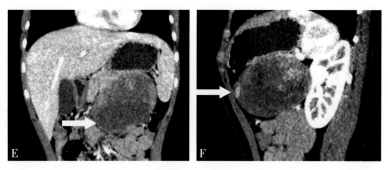

A. 横断位 CT 平扫图像;B、C. 横断位动脉期、静脉期 CT 图像;D、E. 冠状位动脉期、静脉期 CT 图像;F. 矢状位动脉期 CT 图像

图 7-13　胰腺实性假乳头状瘤 CT 表现(病例2)

诊断思路

13 岁男孩,以"间断腹痛 5 月余,发现腹腔占位 3 d"为主诉入院。查体:腹平坦,无压痛、反跳痛。CT 图像显示胰体尾部较大囊实性低密度影,其内可见片状稍低密度影,增强扫描不均匀强化,实性部分中度强化。结合患者临床表现及典型影像特征,诊断为胰腺实性假乳头状瘤。

病例3　女,46 岁,主诉:发现腹部包块 8 月余。查体:腹平坦,脐周可触及包块,质硬,活动度差,无压痛,无反跳痛。CT 图像显示胰头一囊实性肿块影,内密度不均,可见"结节状"钙化,增强后实性成分呈中度强化(图 7-14A～G)。病理图像显示胰腺实性假乳头状瘤(图 7-14H)。

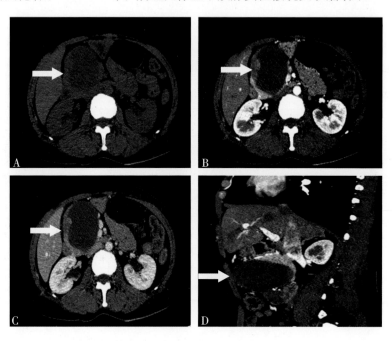

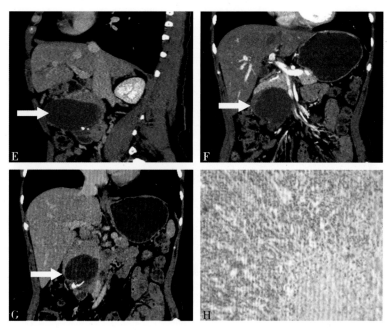

A. 横断位 CT 平扫图像；B、C. 横断位动脉期、静脉期 CT 图像；D. 矢状位 CT 平扫图像；E. 矢状位动脉期 CT 图像；F. 冠状位 CT 平扫图像；G. 冠状位动脉期 CT 图像；H. 病理图像

图 7-14　胰腺实性假乳头状瘤 CT 及病理表现

诊断思路

　　46 岁女性，以"发现腹部包块 8 月余"为主诉入院。查体：腹平坦，脐周可触及包块，质硬，活动度差，无压痛，无反跳痛。CT 图像显示胰头一囊实性肿块影，内密度不均，可见"结节状"钙化，增强后实性成分呈中度强化。结合患者临床表现及影像特征，最后病理诊断为胰腺实性假乳头状瘤。

临床要点

　　胰腺实性假乳头状瘤（solid pseudopapillary tumor of pancreas）是一种罕见的胰腺外分泌源性肿瘤，约占全部胰腺肿瘤的 3%，占所有胰腺囊性肿瘤的 10%～15%。胰腺实性假乳头状瘤呈惰性生长，大多数患者术后预后良好。胰腺实性假乳头状瘤好发于 20～30 岁年轻女性，儿童少见。胰腺实性假乳头状瘤患者无特征性临床表现，癌胚抗原、糖类抗原 19-9（CA19-9）、甲胎蛋白等肿瘤标志物通常未见异常。

【影像学表现】

　　1. CT 表现　典型胰腺实性假乳头状瘤呈囊实性，CT 平扫多表现为等或低密度圆形、椭圆形或"分叶状"软组织肿块，内部密度不均匀，有时可伴钙化。增强扫描实性部分渐进性强化。高密度实性成分悬浮于低密度无强化的囊性灶中，形成"浮云征"。部分患者囊性成分位于中央，实性成分位于外周呈壁结节,典型者可出现"乳头状"突起。

2. MRI 表现　MRI 平扫时,T_1WI 多呈不均匀低信号,T_2WI 呈混杂高信号,DWI 呈不均匀高信号。若合并出血,出血成分表现为"斑片状"T_1WI 高信号区,钙化均表现为低信号,多位于病灶边缘,增强扫描动脉期呈轻度均匀强化,静脉期及延迟期呈轻、中度渐进性强化,强化程度低于正常胰腺实质。

【鉴别诊断】

1. 胰腺假性囊肿　常有慢性胰腺炎或胰腺创伤的病史,多为单房,无分隔及实性成分,囊内密度均匀,增强后囊壁可强化。

2. 胰母细胞瘤　平均发病年龄约为 5 岁,好发于胰头部。胰母细胞瘤呈浸润性生长,常伴远处转移。当胰母细胞瘤囊变、坏死明显时易误诊为胰腺实性假乳头状瘤,但胰母细胞瘤易侵犯邻近血管,内部或边缘可见扭曲小血管影,这有助于与胰腺实性假乳头状瘤的鉴别。

第三节　胰腺癌

病例 1　女,81 岁,主诉:8 个月前无明显诱因出现腹痛。查体:上腹部压痛。实验室检查:CA19-9 261.88 U/mL,直接胆红素 9.3 μmol/L,间接胆红素 4.7 μmol/L。横断位、冠状位 CT 平扫图像显示胰颈部团块状低密度影,边界不清(图 7-15A、B)。横断位、矢状位动脉期 CT 图像显示肿块呈轻度强化,明显低于同层面正常胰腺组织,与周围胰腺实质分界不清,邻近动脉未见侵犯,胰管扩展,胰体尾部萎缩(图 7-15C、D)。横断位、冠状位静脉期 CT 图像显示病灶强化仍低于同层面胰腺,门静脉及分支未见明显侵犯(图 7-15E、F)。病理活检提示胰腺腺癌(图 7-15G、H)。

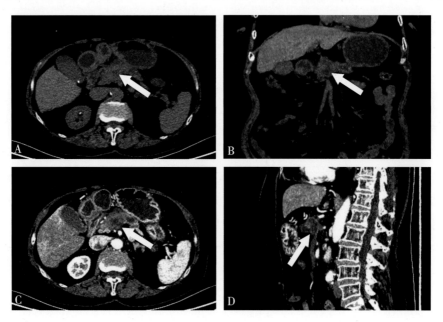

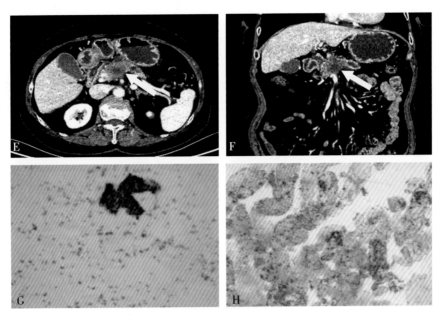

A.横断位 CT 平扫图像;B.冠状位 CT 平扫图像;C.横断位动脉期 CT 图像;D.矢状位动
脉期 CT 图像;E.横断位静脉期 CT 图像;F.冠状位静脉期 CT 图像;G、H.病理图像

图 7-15　胰腺癌(胰体)CT 及病理表现

诊断思路

81 岁女性,以"8 个月前无明显诱因出现腹痛"为主诉入院。胰颈部占位,并胰体尾部萎缩,肝外胆管及胰管扩张,肿瘤标志物 CA19-9 显著升高,考虑胰腺癌,侵犯门静脉主干,结合辅助病理活检结果,诊断为胰腺癌。

病例 2　女,60 岁,主诉:发现皮肤黄染 13 d,突发腹痛 4 h。实验室检查:CA19-9 114.33 U/mL,直接胆红素 93.1 μmol/L。横断位、矢状位动脉期 CT 图像显示胰头部团块状低强化软组织密度影,病灶直径约 2 cm,边界不清(图 7-16A、B 箭头所示)。冠状位动脉期 CT 图像显示肿块压迫胆总管下段,致胆总管扩张,胆囊增大(图 7-16C、D)。横断位、矢状位静脉期 CT 图像显示胰管扩张(图 7-16E、F)。病理活检提示胰腺癌(图 7-16G、H)。

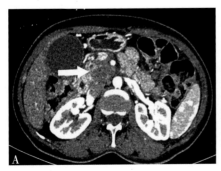
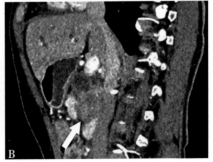

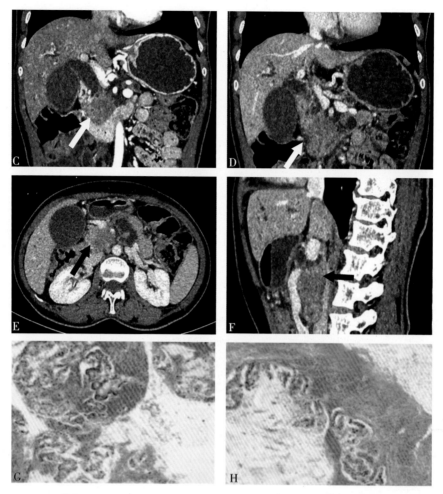

A、B.横断位、矢状位动脉期CT图像;C、D.冠状位动脉期CT图像;E、F.横断位、矢状位
静脉期CT图像;G、H.病理图像

图7-16　胰腺癌(胰头)CT及病理表现

【诊断思路】

　　60岁女性,以"发现皮肤黄染13 d,突发腹痛4 h"为主诉入院。胰头部团块状低强化软组织密
度影,呈低强度不均匀强化,边界不清,胆总管、胰管扩张。实验室检查CA19-9显著增高,直接胆红
素显著增高,提示梗阻性黄疸。结合辅助病理活检及免疫组化结果,诊断为胰腺腺癌。

　　病例3　女,55岁,主诉:皮肤黄染伴腹痛1个月。实验室检查:CA19-9 441.21 U/mL,直接胆
红素124.3 μmol/L。MRI横断位 T_1WI胰头部见"团块状"稍低信号影,边界不清(图7-17A)。MRI
横断位 T_2WI病灶呈稍高信号(图7-17B)。横断位动脉期、静脉期扫描箭头所示病灶轻度强化,与
周围胰腺实质分界不清(图7-17C、D)。横断位表现弥散系数示病灶呈稍低信号,弥散加权成像
(DWI)病灶呈稍高信号,提示病灶弥散受限(图7-17E、F)。MRCP显示胆总管、胰管显著扩张,呈
"双管征"(图7-17G)。病理活检提示胰腺腺癌(图7-17H)。经皮肝穿刺胆管引流术提示肝内外
胆管、胆总管管腔扩张(图7-17I、J)。

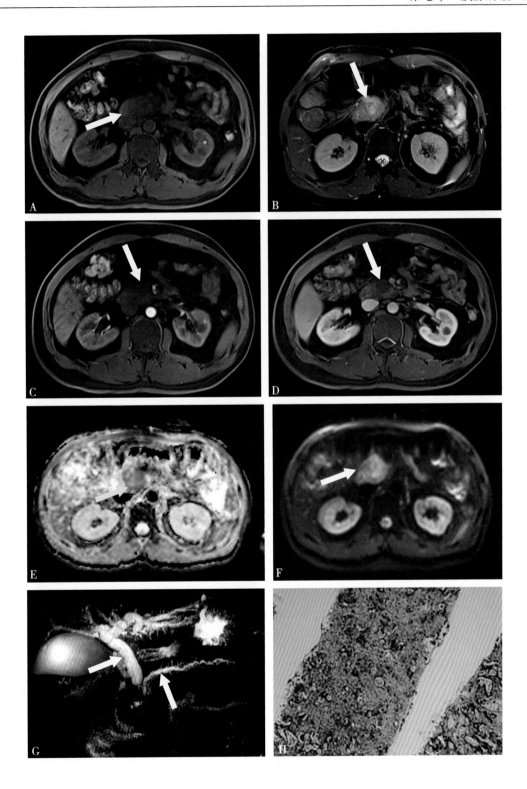

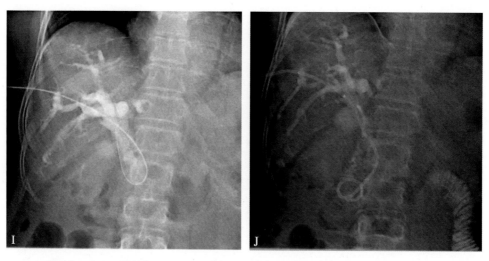

A. 横断位 T₁WI；B. 横断位 T₂WI；C、D. 横断位动脉期、静脉期 CT 图像；E. ADC；F. DWI；G. MPCR；
H. 病理图像；I、J. PTCD

图 7-17　胰腺癌（胰头）MRI、病理及 PTCD 表现

诊断思路

　　55 岁女性，有黄疸、上腹部不适临床特点。实验室检查直接胆红素增高，提示梗阻性黄疸，肿瘤标志物增高。MRI 提示胰头部软组织占位，影像特征包括 T₂WI 高信号，弥散受限，强化显著低于同层面胰腺，提示乏血供肿瘤，同时 MRCP 出现了胰腺癌特征表现之一"双管征"。综上考虑为胰腺癌，结合辅助病理活检及免疫组化结果，诊断为胰腺腺癌。

　　病例 4　女，60 岁，主诉：上腹部不适 1 个月。实验室检查：CA19-9 64.46 U/mL，直接胆红素 6.4 μmol/L。横断位 MRI T₁WI 示胰颈部见团块状稍低信号影，边界不清（图 7-18A）。横断位 MRI T₂WI 示病灶呈稍高信号（图 7-18B 箭头所示）。横断位 MRI 动脉期、静脉期显示病灶轻度强化，与周围胰腺实质分界不清（图 7-18C、D）。MRCP 显示胰颈部胰管未见显示，以远胰管扩张（图 7-18E）。冠状位静脉期重建图像显示病灶部分包绕门静脉主干（图 7-18F）。

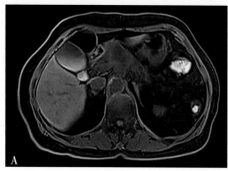
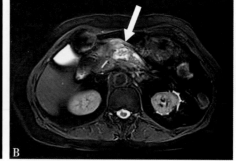

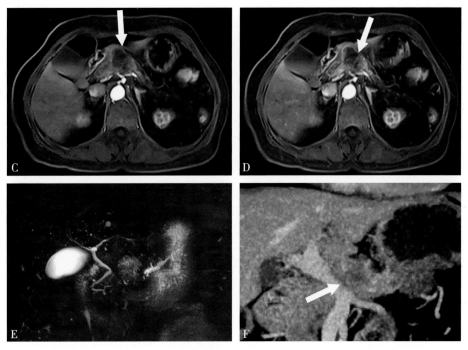

A ~ D. 横断位 MRI T$_1$WI、T$_2$WI、动脉期、静脉期；E. MRCP；F. 冠状位静脉期重建图像

图 7-18 胰腺癌（胰颈）MRI 与 CT 表现

诊断思路

60 岁女性，有上腹部不适临床特点。实验室检查示肿瘤标志物稍增高。MRI 提示胰颈部软组织占位，影像特征包括 T$_2$WI 高信号，强化显著低于同层面胰腺，提示乏血供肿瘤，MRCP 提示病灶阻塞胰颈部胰管。综上考虑胰腺癌门静脉主干局部受侵，结合辅助病理活检及免疫组化结果，诊断为胰腺腺癌。

病例 5 女，44 岁，主诉：腹痛 1 周。实验室检查：CA19-9 314.1 U/mL，癌抗原 12-5（CA12-5）44.1 U/mL，癌胚抗原（CEA）51.4 U/mL。横断位 CT 平扫显示胰体部肿胀，胰尾部萎缩，其内见囊性影（图 7-19A）。横断位动脉期、静脉期 CT 图像箭头所示胰体部占位，强化低于正常胰头组织，腹腔干分支及脾静脉与病灶分界不清（图 7-19B、C）。胰体部 T$_1$WI、T$_2$WI 病灶呈稍低、等信号影，胰尾部见多发点状 T$_2$WI 高信号影（图 7-19D、E）。横断位 MRI 动脉期、静脉期扫描显示病灶轻度强化，与周围胰腺实质分界不清，低于同层面正常胰腺，胰尾部病灶无强化（图 7-19F、G）。横断位 DWI（b = 800）、ADC 显示病灶呈等、稍高信号（图 7-19H、I）。病理活检提示胰腺腺鳞癌（图 7-19J）。

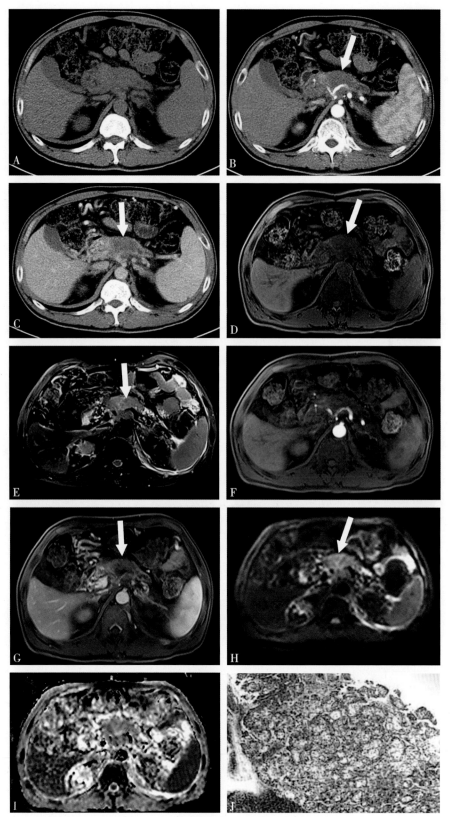

A. 横断位 CT 平扫图像；B、C. 横断位动脉期、静脉期 CT 图像；D～I. 横断位 MRI T_1WI、T_2WI、动脉期、静脉期、DWI、ADC；J. 病理图像

图 7-19　胰腺腺鳞癌 CT、MRI 及病理表现

诊断思路

44岁女性,腹痛1周,MRI提示胰体部乏血供肿瘤,胰尾萎缩伴多发囊性灶,腹腔干分支及脾静脉与病灶分界不清,实验室检查多项肿瘤标志物增高、考虑胰腺癌,结合辅助病理活检及免疫组化结果,最终诊断为胰腺腺鳞癌。

病例6　男,55岁,主诉:体检彩超发现肝内多发占位,CT平扫显示胰尾部占位。实验室检查:CA19-9 234.2 U/mL。横断位CT平扫图像示胰尾部、肝内多发团块状软组织密度影,边界不清(图7-20A箭头所示)。横断位动脉期、冠状位静脉期CT图像显示胰尾部病灶轻度强化,肝内病灶环形强化(图7-20B、C)。病理活检示胰腺腺癌(图7-20D)。

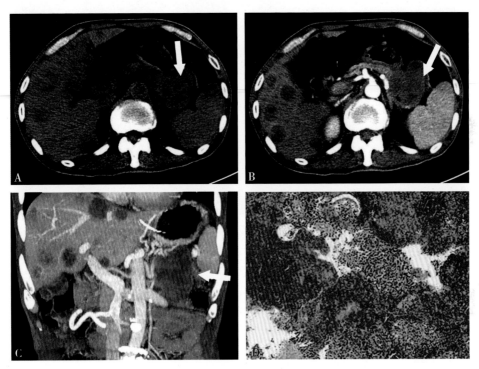

A.横断位CT平扫图像;B.横断位动脉期CT图像;C.冠状位静脉期CT图像;D.病理图像

图7-20　胰腺癌伴肝内多发转移CT及病理表现

诊断思路

55岁男性,体检彩超发现肝内占位。CT图像提示胰尾部乏血供病灶,肝内多发病灶呈环形强化,实验室检查提示肿瘤标志物CA19-9升高,考虑胰腺癌伴肝转移。病理活检及免疫组化结果,最终诊断为胰腺腺癌。

病例7　女,67岁,主诉:上腹部不适10 d。实验室检查:甲胎蛋白(AFP)101.0 ng/mL,CA19-9 47.4 U/mL。横断位动脉期、静脉期CT图像显示胰头部低强化影(图7-21A、B箭头所示)。横断位MRI T$_1$脂肪抑制序列病灶呈等、稍低信号,胰体部多发灶状高信号,考虑出血可能(图7-21C)。横断位 MRI T$_2$ 脂肪抑制序列示病灶呈混杂信号（图 7-21D）。横断位 MRI 动脉期、横断位 MRI 静脉期病灶未见强化,同时静脉期图像可以清晰显示扩张胰管及胰体部多发无强化囊性灶,结合 T$_1$ 脂肪抑制序列考虑胰管扩张伴胰腺内出血（图 7-21E、F）。ADC 横断位病灶呈低信号（图 7-21G）。DWI 病灶呈以高信号为主混杂信号,提示病灶弥散受限（图 7-21H）。

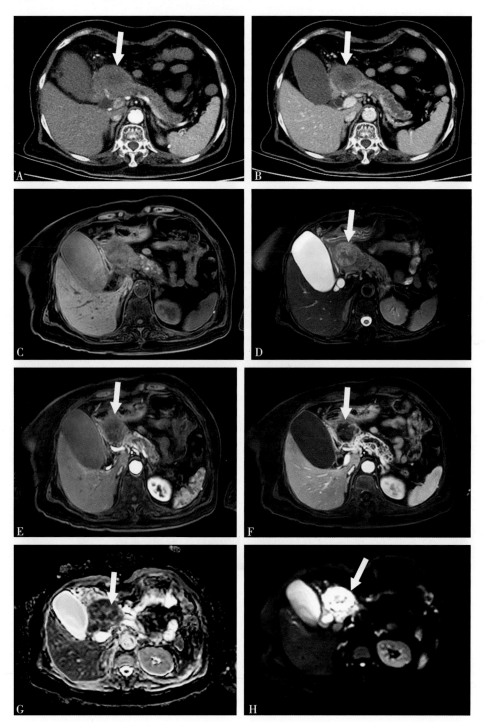

A、B. 横断位动脉期、静脉期 CT 图像;C ~ H. 横断位 MRI T$_1$WI、横断位 MRI T$_2$WI、横断位 MRI 动脉期、横断位 MRI 静脉期、ADC、DWI

图 7-21　胰腺癌(肝样腺癌)CT 及 MRI 表现

诊断思路

67 岁女性,CT、MRI 示胰头部乏血供肿瘤,弥散受限,胰体部胰管扩张伴胰腺内出血,肿瘤标志物增高,尤其是甲胎蛋白显著增高,肝内未见明显占位性病变。综上考虑胰腺癌(肝样腺癌可能性大)。病理活检及免疫组化结果,最终诊断为胰腺癌(肝样腺癌)。

病例8 男,57 岁,主诉:体检发现脾大 7 d。实验室检查:糖类抗原 CA19-9 161.6 U/mL。横断位 CT 平扫图像见脾大,胰腺内未见明显病灶(图7-22A)。横断位动脉期、静脉期 CT 图像显示胰体部乏血供占位(图7-22B、C 箭头所示)。横断位最大密度投影(MIP)显示脾静脉闭塞,门静脉主干"海绵样"变(图7-22D)。冠状位 MIP 显示食管-胃底静脉丛扩张、迂曲(图7-22E)。冠状位 MIP 显示脾静脉闭塞,脾静脉-肠系膜静脉侧支血管开放、扩张(图7-22F)。

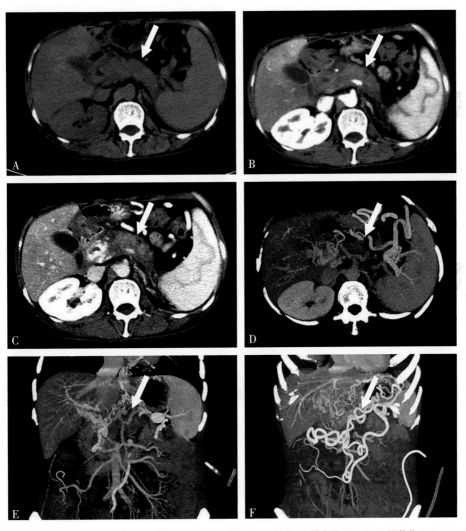

A. 横断位 CT 平扫图像;B、C. 横断位动脉期、静脉期 CT 图像;D. 横断位 MIP;E、F. 冠状位 MIP

图7-22 胰腺癌 CT 表现

诊断思路

57 岁男性,以"体检发现脾大 7 d"为主诉入院。CT 提示胰体部乏血供占位,脾静脉闭塞,门静脉"海绵样"变,影像学符合门静脉高压改变,脾大,考虑胰腺癌侵及脾静脉,伴胰源性门静脉高压。

病例9 女,65 岁,主诉:呕血 10 h,黑便 8 h。实验室检查:CA19-9、CA125 显著增高。横断位CT 平扫和动脉期 CT 图像显示胰头部小片样稍低密度影,体尾部萎缩,胰管扩张(图 7-23A、B)。横断位静脉期 CT 图像见肝内胆管扩张(图 7-23C)。冠状位动脉期 CT 图像显示胰管扩张(图 7-23D)。消化道胃肠造影图像显示胃窦局部黏膜紊乱,十二指肠球部及降部显影欠佳,对比剂通过缓慢(图 7-23E、F)。

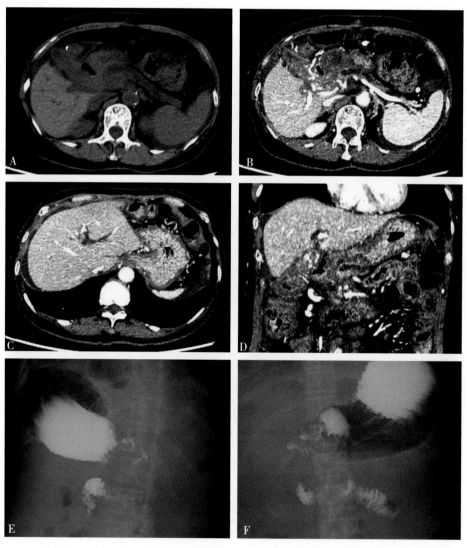

A.横断位 CT 平扫图像;B、C.横断位动脉期、静脉期 CT 图像;D.冠状位动脉期 CT 图像;E、F.消化道造影图像

图 7-23　胰腺癌(胰头)CT 及胃肠道造影表现

诊断思路

　　65 岁女性,以"呕血 10 h,黑便 8 h"为主诉入院。胰头部小片样稍低密度影,体尾部萎缩,胰管扩张。实验室检查糖类抗原 19-9、糖类抗原 125 显著增高。结合辅助病理活检及免疫组化结果,诊断为胰腺腺癌。

临床要点

　　胰腺癌(pancreatic cancer)通常指胰腺导管腺癌,是消化道常见恶性肿瘤之一,在肿瘤领域素有"癌症之王"的称号。根据《中国胰腺癌综合诊治指南(2020 版)》,又可分为黏液癌、低黏附性癌、印戒细胞癌、腺鳞癌、肝样腺癌等类别,既往曾将这些特殊类型统称为胰腺导管腺癌变异型。胰腺癌早期常没有明显症状,患者出现症状就诊时已为进展期肿瘤,肿瘤已经侵犯邻近组织或远处转移。胰腺癌的预后非常差,导致胰腺癌患者的生存率非常低,治愈难度高。临床表现为腹痛、腹部包块、消化道症状等。

　　【影像学表现】

　　1. X 线造影　无参考价值。

　　2. CT 表现　①CT 平扫:肿瘤体积较小时胰腺轮廓无明显变化,肿瘤体积较大时则可见胰腺的轮廓改变,表现为局限性膨大、突出的肿块影,边缘呈"分叶状"。胰腺癌容易引起胰管、胆管、胆总管的扩张,表现为"双轨征",主胰管扩张表现与胰腺长轴一致,沿胰体尾内的管状低密度影。另外,胰腺癌还会破坏周围的脂肪组织,从而使胰周脂肪组织消失,可能会侵犯胰周血管和胰腺后间隙。②增强:动脉期胰腺肿瘤呈均匀或不均匀的低密度病灶,液化坏死区表现为更低密度改变。当侵犯静脉或者下腔静脉时,可见脉管上有低密度的癌栓。胰腺癌进展较快,胰腺血管、淋巴管丰富,腺泡又无包膜,易发生肝转移及胰周淋巴结转移。通过观察胰腺的形状改变、胰管产生变化、胰周被膜边缘化、胆管变化、血管压力剧增、淋巴结肿大等表现判断患者是否患有胰腺癌。

　　【鉴别诊断】

　　1. 慢性胰腺炎　胰腺癌和慢性胰腺炎的临床症状相似,极易产生混淆。慢性胰腺炎患者常有胰管呈"串珠样"扩张、钙化以及胰管结石,有反复发作的病史,然而胰腺癌则有不规律增大肿块,有局限性低密度灶及分叶现象,同时常侵犯胰周等。

　　2. 自身免疫性胰腺炎　自身免疫性胰腺炎表现为胰腺"腊肠样"弥漫性肿胀,且密度较低,胰周产生低密度被膜样边缘,同时边界清晰。

第四节　胰腺转移瘤

　　病例 1　男,52 岁,主诉:直肠神经内分泌癌右肺转移术后 1 年。横断位 CT 平扫图像显示胰尾部一团块状组织密度影,边界欠清(图7-24A)。横断位动脉期、静脉期CT图像,增强后胰尾部见多发类圆形低密度影,边界清晰(图7-24B~E)。冠状位、矢状位动脉期CT图像,胰管未见明显扩张,胰周间隙清晰(图7-24F~H)。

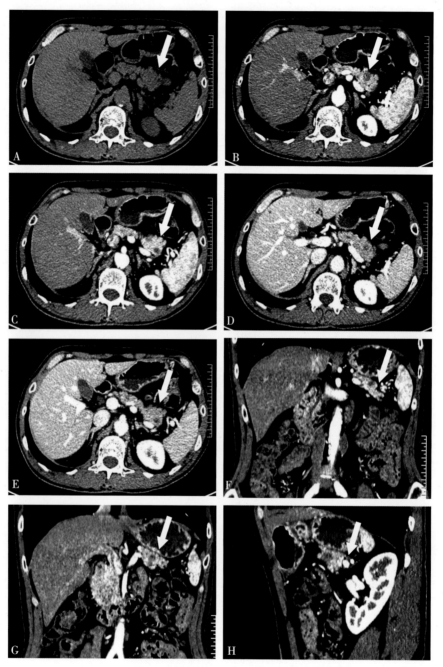

A.横断位CT平扫图像;B、C.横断位动脉期CT图像;D、E.横断位静脉期CT图像;
F、G.冠状位动脉期CT图像;H.矢状位动脉期CT图像

图7-24　胰腺转移瘤CT表现(病例1)

诊断思路

52 岁男性,以"直肠神经内分泌癌右肺转移术后 1 年"为主诉入院。入院腹部彩超示胰尾部多发占位。CT 平扫胰尾部可见一团块状软组织密度影,边界欠清;增强后胰尾部见多发类圆形底密度影,边界清晰,胰管未见明显扩张,胰周间隙清晰。结合穿刺病理活检结果,诊断为胰腺转移瘤。

病例 2　女,50 岁,主诉:间断进食哽噎 20 年,加重 7 d。动脉期 40 keV 图像,病灶较邻近实质强化程度低(图 7-25A 箭头所示);动脉期常规 120 keV 图像,相比 A 图,病灶显示模糊(图 7-25B);横断位动脉期图像显示后纵隔原发病灶(图 7-25C);横断位动脉期图像显示胰体部病灶(图 7-25D)。

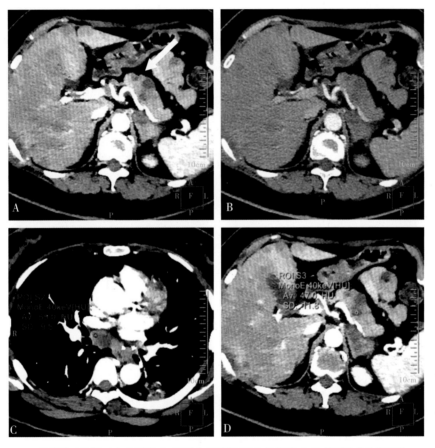

A.横断位动脉期 40 keV 图像;B.横断位动脉期 120 keV 图像;C、D.横断位动脉期图像

图 7-25　胰腺转移瘤 CT 表现(病例 2)

诊断思路

患者以"间断进食哽噎 20 年,加重 7 d"为主诉入院。病史提供患者肺癌骨转移,腹部 CT 示胰体及胰尾部可见不规则低密度影,增强后轻度强化。结合病史,考虑诊断为胰腺转移瘤。

◄◄◄ 临床要点 ►►►

胰腺转移瘤：在临床上较为少见，胰腺不是肿瘤转移的常见部位，仅3%有胰腺转移，常为胰周淋巴结转移而来。原发肿瘤可为肺癌、乳腺癌、肾细胞癌、卵巢癌、结肠癌、黑色素瘤等。

【影像学表现】

典型的胰腺转移瘤表现为多发的圆形小结节。CT平扫为低密度，边缘较清晰，密度比较均匀；MRI T_1WI 表现为低信号，T_2WI 表现为高信号。小于1 cm的转移灶，可为均匀增强；较大转移灶，常为环形周边强化。胰腺转移瘤的影像学表现与原发肿瘤有一定关系，可表现为乏血供或富血供胰腺肿块。如果原发瘤为乳腺癌、肾癌、甲状腺癌，则胰腺转移瘤可呈明显的强化表现，类似于胰岛细胞瘤的表现。由于黑色素瘤的转移灶内含有顺磁性的黑色素物质，故胰腺转移灶在 T_2WI 上为高信号，往往是单发灶，边缘规则，可提示诊断。

【鉴别诊断】

胰腺转移瘤多排螺旋计算机体层摄影（multi-detector spiral computer tomography，MDCT）表现有一定的特征性：常表现为胰腺单发或多发结节，为圆形或椭圆形，边缘较清晰，少有胰腺实质外侵犯和胰周血管受累，增强扫描常为乏血供，肺鳞癌、卵巢癌胰腺转移可表现为囊性转移，肾癌胰腺转移为富血供。结合病史，大多数可与胰腺癌鉴别，对临床治疗方案的选择有重要意义。

参考文献

[1]王明亮,纪元,姚秀忠,等.胰腺神经内分泌肿瘤的CT和MRI特征[J].肿瘤影像学,2021,30(4):245-251.

[2]朱鹏飞,刘璐璐,江海涛,等.胰腺神经内分泌肿瘤的影像学表现与病理分级[J].肝胆胰外科杂志,2022,34(1):50-53.

[3]季文清,余翠,吕艳娥,等.胰腺神经内分泌肿瘤的影像学诊断及研究进展[J].CT理论与应用研究,2021,30(5):653-659.

[4]吴文铭,陈洁,白春梅,等.中国胰腺神经内分泌肿瘤诊疗指南(2020)[J].协和医学杂志,2021,12(4):460-480.

[5]程悦,黄子星,宋彬.胰腺神经内分泌肿瘤影像研究现状及进展[J].中国普外基础与临床杂志,2020,27(4):489-493.

[6]王智平,陈海玲,杨春艳,等.胰腺浆液性囊腺瘤的CT表现[J].实用放射学杂志,2022,38(2):255-258.

[7]孙亚,于晓玲,周福波,等.常规超声对胰腺浆液性囊腺瘤的诊断价值[J].解放军医学院学报,2017,38(3):209-212.

[8]王志强,许京轩,邱乾德.胰腺浆液性囊腺瘤MSCT表现与病理特征[J].中国临床医学影像杂

志,2020,31(4):271-275.

[9]刘文平,崔凤.胰腺浆液性微囊型腺瘤CT影像学特征分析[J].浙江临床医学,2017,19(6):1141-1143.

[10]梁刚.胰腺黏液性囊腺瘤一例[J].肝胆胰外科杂志,2017,29(1):76-77.

[11]杨尊帅,胡秋根,杨少民,等.多层螺旋CT在胰腺浆液性囊腺瘤、黏液性囊腺瘤与黏液性囊腺癌诊断中的准确性[J].中国医学创新,2018,15(23):119-121.

[12]陈朝晖.胰腺浆液性囊腺瘤与黏液性囊腺瘤的CT表现分析[J].中国中西医结合影像学杂志,2018,16(1):67-68.

[13]祁光蕊,陈俊波,胡开艳.不同类型胰腺导管内乳头状黏液性肿瘤的MRI表现[J].浙江医学,2021,43(20):2231-2233.

[14]陈雀芦,陈宇,胡文超,等.胰腺导管内乳头状黏液性肿瘤的影像学表现[J].肝胆胰外科杂志,2018,30(3):227-230.

[15]韩国武,龚蓉.胰腺导管内乳头状黏液性肿瘤的CT及MRI表现[J].中国中西医结合影像学杂志,2017,15(3):325-328.

[16]岳奎涛,刘剑羽,王智勇,等.胰腺导管内乳头状黏液性肿瘤的MSCT征象[J].中国医学影像技术,2012,28(7):1367-1370.

[17]崔芷萌,任刚,蔡嵘,等.儿童胰腺实性假乳头状瘤CT和MRI征象[J].临床儿科杂志,2021,39(5):332-337.

[18]汤静,彭彩云,李晓明,等.儿童胰腺实性假乳头状瘤与胰腺母细胞瘤的MSCT鉴别诊断[J].中国医学计算机成像杂志,2022,28(1):73-77.

[19]杨茜茜,万钰磊,刘瑛.胰腺实性假乳头状瘤CT征象及误诊分析[J].临床误诊误治,2021,34(3):15-20.

[20]卢善良,陈夏季.胰腺实性假乳头状瘤影像学表现[J].实用医学影像杂志,2021,22(1):23-25.

[21]SIEGEL R L,MILLER K D,FUCHS H E,et al. Cancer statistics,2021[J]. CA Cancer J Clin,2021,71(1):7-33.

[22]MANNING MARIA A,PAAL EDINA E,SRIVASTAVA AMOGH,et al. Nonepithelial neoplasms of the pancreas,Part 2:malignant tumors and tumors of uncertain malignant potential from the radiologic pathology archives[J]. Radio Graphics,2018,38(4):1047-1072.

第八章 胰腺外伤

病例1 女,28 岁,主诉:高处坠落后腹痛 21 h。查体:腹部膨隆,左上腹压痛,肠鸣音弱,肝、脾触诊不配合。横断位 CT 平扫图像可见胰体部肿胀、连续性中断,周围渗出积液(图 8-1A);横断位动脉期、静脉脉 CT 图像更清晰地显示胰体部断裂、分离,裂口处积液,未见明显对比剂漏出(图 8-1B、C);横断位静脉期 CT 图像显示肝脏内多发"斑片状"低密度灶(图 8-1D);冠状位静脉期 CT 图像显示胰体部断裂,合并腹腔游离积液(图 8-1E)。

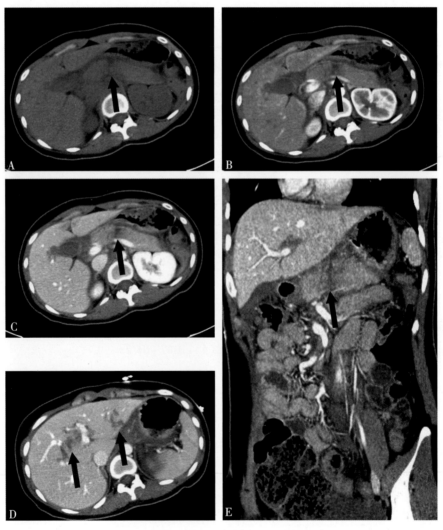

A.横断位 CT 平扫图像;B.横断位动脉期 CT 图像;C、D.横断位静脉期 CT 图像;E.冠状位静脉期 CT 图像

图 8-1 胰腺外伤 CT 表现(病例 1)

诊断思路

28岁女性,以"高处坠落后腹痛21 h"为主诉入院。查体发现腹部膨隆,左上腹压痛,肝、脾触诊不配合。CT显示胰体部断裂、分离,增强后未见对比剂外漏,肝脏内多发低密度灶,腹腔游离积液。结合病史及影像学表现考虑外伤性改变:胰腺断裂伤、肝脏挫裂伤、腹腔积液。

病例2　男,11岁,主诉:摔伤后间断性腹痛1 d。横断位CT平扫图像,显示胰尾部肿胀、密度降低,胰周脂肪间隙模糊,胰尾部呈包裹性积液(图8-2A箭头所示);横断位动脉期和静脉期CT图像显示胰尾部强化降低,胰周渗出影(图8-2B、C);冠状位静脉期CT图像显示胰尾部包裹性积液,合并腹腔游离积液(图8-2D)。

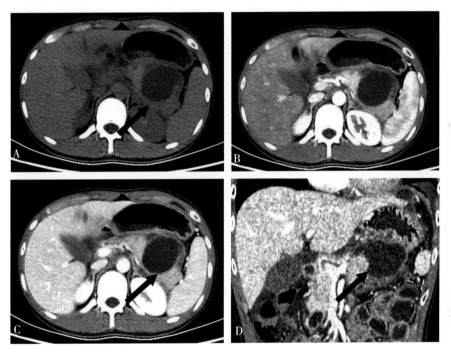

A.横断位CT平扫图像;B、C.横断位动脉期、静脉期CT图像;D.冠状位静脉期CT图像

图8-2　胰腺外伤CT表现(病例2)

诊断思路

11岁男孩,以"摔伤后间断性腹痛1 d"为主诉入院。腹部CT检查显示胰尾部体积增大、密度降低,强化减弱,周围脂肪间隙模糊,并可见胰周包裹性积液、腹腔游离积液,增强后可见对比剂外渗。结合病史及影像学表现考虑创伤性胰腺炎、胰周包裹性积液、腹腔游离积液。

病例3　男,12岁,主诉:车祸伤后左侧腹部间断疼痛3 d。横断位动脉期、静脉期CT图像显示胰腺连续性完整,胰体尾部形态饱满、肿胀,强化降低,胰周间隙积液(图8-3A、B箭头所示);矢状位、冠状位动脉期CT图像更清晰地显示胰体尾部与周围组织结构的关系及胰周积液的范围,矢状位可见左肾强化降低、不均匀,肾周筋膜增厚,肾周间隙渗出(图8-3C、D)。

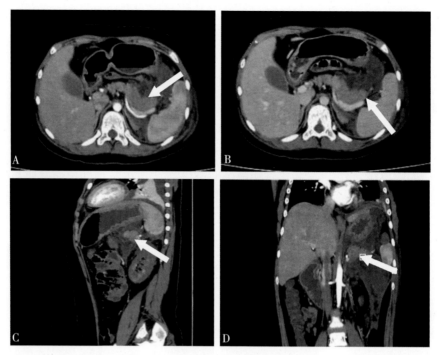

A、B.横断位动脉期、静脉期 CT 图像;C.矢状位动脉期 CT 图像;D.冠状位动脉期 CT 图像

图 8-3 胰腺外伤 CT 表现(病例 3)

诊断思路

12 岁男孩,以"车祸伤后左侧腹部间断疼痛 3 d"为主诉入院。查体:患儿神志清,胸腹及四肢皮肤完整,未见破损。腹部稍膨隆,左上腹触之紧张、压痛。腹部 CT 检查显示:胰腺连续性完整,胰体尾部肿胀、强化降低,胰周间隙积液;左肾强化降低、不均匀,肾周筋膜增厚并肾周间隙渗出。结合病史及 CT 检查初步诊断为腹部闭合性损伤:胰腺挫伤、左肾挫伤。

病例 4　男,17 岁,主诉:户外运动过程中被足球框砸伤致上腹部疼痛,弯腰抱膝位可减轻,伴恶心,呕吐物为胃内容物 1 d。横断位 CT 平扫及横断位动脉期、静脉期 CT 图像显示胰腺形态饱满,胰体尾部强化不均匀降低,胰体部连续性中断(箭头所示),可见"裂隙状"低密度影,与胰周"管状"低密度影相通,胰腺周围可见渗出索条影(图 8-4A～C)。冠状位静脉期 CT 图像显示胰体部连续性中断(图 8-4D)。

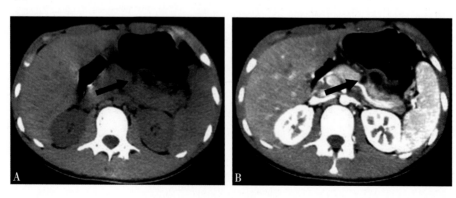

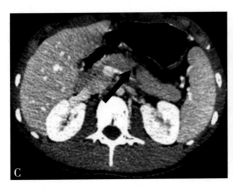
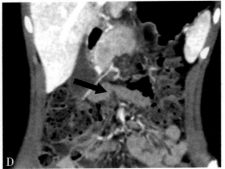

A.横断位 CT 平扫图像;B.横断位动脉期 CT 图像;C.横断位静脉期 CT 图像;D.冠状位静脉期 CT 图像

图 8-4 胰腺外伤 CT 表现(病例 4)

诊断思路

17 岁男孩,以"户外运动过程中被足球框砸伤致上腹部疼痛,弯腰抱膝位可减轻,伴恶心,呕吐物为胃内容物 1 d"为主诉入院。CT 示胰腺形态饱满,胰体尾部强化不均匀降低,胰腺周围渗出性改变,胰腺体部"裂隙状"低密度影,与胰周"管状"低密度影相通。结合病史考虑外伤性改变:胰腺断裂。

临床要点

胰腺为腹膜后位器官,它受到前面胃肠空腔脏器与后面脊柱周围肌肉的保护,在腹部外伤时受损的发生率较低,占腹部外伤的 1%~3%。根据导致损伤的因素,分为开放性损伤、闭合性损伤、胰腺钝挫伤或锐利物质导致的胰腺断裂、撕裂以及胰腺周围血管出血。胰腺损伤通常会合并其他脏器损伤,且损伤初期临床症状及体征较为隐匿,容易造成漏诊和误诊。因此,损伤早期做出及时准确的诊断对于指导临床采取对应的治疗方法、减少并发症及降低死亡率都有非常重要的意义。

【影像学表现】

1.X 线表现 对于单纯胰腺外伤的患者,腹部 X 线平片诊断价值不大。合并其他脏器损伤时,X 线可观察到间接征象,如膈下积气,麻痹性肠梗阻,腹内积液,某些脏器大小、形态和位置的改变。

2.CT 表现 胰腺外伤的 CT 征象包括直接征象和间接征象。①直接征象:胰腺挫伤表现为胰腺肿大,视损伤的范围分为局限性和弥漫性肿大,胰腺轮廓模糊,胰腺密度不均,胰腺内出现高密度出血灶和低密度水肿。胰腺断裂,包括完全性断裂和不完全性断裂。完全性断裂时,胰腺外形不连续甚至分离,CT 平扫表现为垂直于胰腺长轴的低密度"条状"影,增强扫描更能清楚地显示胰腺断端的低密度影以及断端的分离。不完全性断裂表现为胰腺边缘低密度积液裂口,胰腺包膜可完整,胰腺部分连续。②间接征象:胰周积液是胰腺损伤常见的间接征象。此外,小网膜囊积液、肾前间隙积液等,在直接征象不明显,亦无其他脏器合并损伤时,可能为胰腺损伤的唯一 CT 表现。

CT 不能直接显示主胰管的损伤,但有下列情况之一者,应考虑有主胰管损伤的可能:①胰腺完全断裂;②胰腺断裂超过胰腺直径的 1/2,尤其是胰颈部、胰体中上部的断裂;③胰腺中心较大血肿;④胰腺实质严重挫伤接近碎裂。

3.超声表现　轻度胰腺挫裂伤仅引起胰腺组织水肿、少量出血或形成被膜下小血肿时,超声声像图无特征性表现,可仅表现为胰腺稍增大,腺体内出现边缘模糊的低回声区。胰腺断裂伤时,胰腺局部挫伤严重,可伴有胰管断裂、胰液外渗,声像图表现为胰腺被膜不完整,实质内部回声不均,腺体局部或完全中断,断端间及胰周可见无回声的积液,部分外漏的胰液、血液及坏死物质刺激胰腺周围结缔组织增生可形成胰腺假性囊肿。此类患者因声像图有其特异性,故较易诊断。

4.MRI 表现　在诊断胰腺损伤方面的价值与 CT 相同,在检查主胰管损伤方面是一种无创、敏感性和特异性均较好的方法。MRCP 能清晰显示胰管的情况,对判断胰管损伤及损伤程度有较大帮助,可为临床提供重要参考。

【鉴别诊断】

1.急性出血坏死性胰腺炎　首先,两者病因不同,胰腺外伤有明确的外伤史,而急性出血坏死性胰腺炎往往在暴饮暴食或大量饮酒后出现。其次,临床症状不同,胰腺外伤临床症状隐匿或以其他脏器损伤症状为主,而急性出血坏死性胰腺炎临床症状较明显,多为突发剧烈腹痛,伴恶心、呕吐、发热,重症患者可有低血压或休克。最后,二者影像表现不同,胰腺外伤可有胰腺断裂、胰腺挫裂伤、胰腺挫伤等,根据损伤的严重程度,可有不同影像表现;急性出血坏死性胰腺炎多表现为胰腺实质密度不均匀、胰周渗出积液、假性囊肿形成等。

2.胰腺局限性挫伤与胰腺癌　二者 CT 检查均可表现为局限性密度降低,强化降低,但前者多有外伤史,病变处胰腺局部肿胀,多伴有胰腺周围渗出积液;后者无外伤史,病变处胰腺无肿胀,部分伴有胰管扩张、胰腺萎缩,肿瘤标志物多有升高。

参考文献

[1]李春旭.CT 与 B 超在急诊腹部创伤患者中的诊断价值分析[J].中国现代药物应用,2021,15(1):47-49.

[2]段寿生,黄洪,余强.CT 在腹部闭合性胰腺损伤诊断中的应用[J].浙江创伤外科,2020,25(4):772-773.

[3]王如维,刘明霞,耿中保.CT 检查应用于腹部外伤所导致胰腺损伤的诊断价值分析[J].中国卫生标准管理,2016,7(2):163-164.

[4]齐荣秀,闫安业,陆云,等.急诊超声与 CT 对胰腺损伤诊断价值的比较[J].CT 理论与应用研究,2010,19(1):93-97.

[5]何长林,张静,张琼,等.闭合性胰腺损伤 1 例[J].中国医学影像学杂志,2009,17(2):160.

[6]地利木热提,张继军,段建国,等.胰腺损伤并假囊肿的 CT 诊断[J].中国医学影像学杂志,2007,15(1):51-53.

第九章 外伤性与自发性脾破裂

第一节 外伤性脾破裂

病例1 男,26岁,主诉:外伤40多天,发热1周。横断位CT平扫图像显示脾脏增大,条状、楔形低密度影,边界欠清,脾周见积液(图9-1A、B);横断位动脉期、静脉期CT图像显示增强后脾脏低密度影未见强化(图9-1C~F);冠状位、矢状位动脉期CT图像显示脾脏低密度影未见明显强化,脾周见低密度影,左侧肾周见渗出积液(图9-1G、H)。

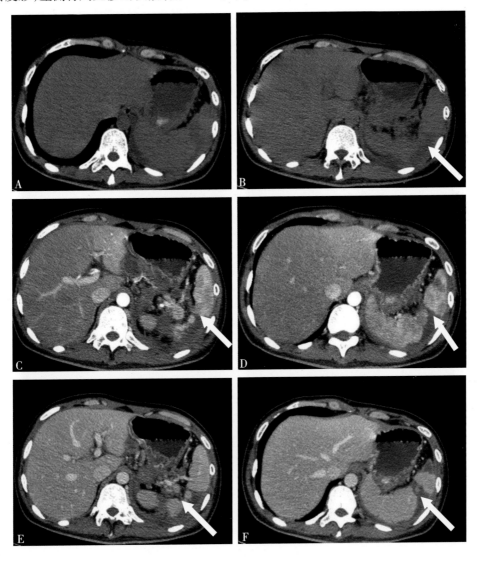

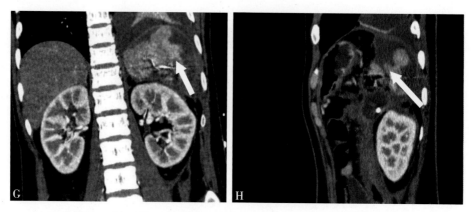

A、B.横断位 CT 平扫图像;C、D.横断位动脉期 CT 图像;E、F.横断位静脉期 CT 图像;G.冠状位
动脉期 CT 图像;H.矢状位动脉期 CT 图像

图 9-1 外伤性脾破裂 CT 表现(病例 1)

诊断思路

26 岁男性,以"外伤 40 多天,发热 1 周"为主诉入院。CT 显示脾脏楔形低密度影,脾周积液,邻近脾脏受压,增强后低密度影及脾周积液未见强化。结合病史及影像学表现,符合外伤性脾破裂。

病例 2 男,59 岁,主诉:外伤 6 h。横断位 CT 平扫图像,脾密度不均匀降低,结构模糊,包膜下可见弧形高密度影,邻近脾脏受压;肝周见弧形低密度影(图 9-2A、B)。横断位动脉期、静脉期 CT 图像显示增强后脾脏异常密度灶未见明显强化,正常脾脏实质动脉期"花斑样"强化、静脉期强化均匀,脾脏包膜不连续(图 9-2C~F)。冠状位、矢状位静脉期 CT 图像显示脾脏散在片状无强化灶,包膜下见弧形无强化灶(图 9-2G、H)。

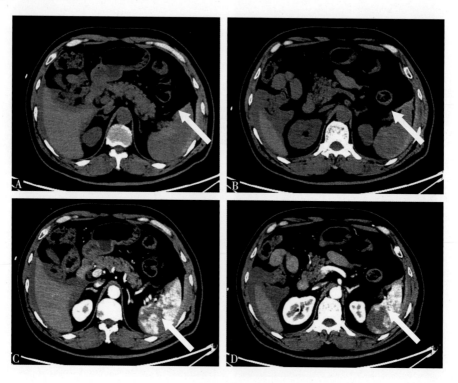

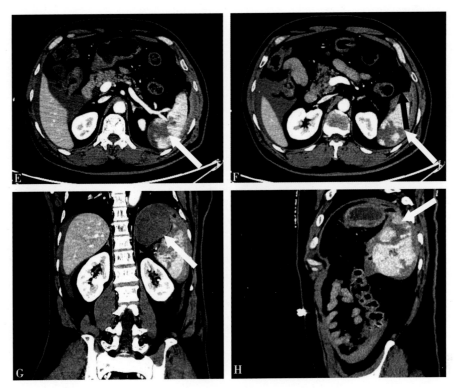

A、B. 横断位 CT 平扫图像;C、D. 横断位动脉期 CT 图像;E、F. 横断位静脉期 CT 图像;

G、H. 冠状位、矢状位静脉期 CT 图像

图 9-2 外伤性脾破裂 CT 表现(病例 2)

诊断思路

59 岁男性,有明确外伤史。横断位 CT 平扫脾脏密度不均,可见大片状低密度影,边缘模糊,脾脏包膜中断,包膜下可见弧形高密度影,邻近脾脏受压。增强脾脏及包膜下异常密度灶未见明显强化。结合病史及影像学表现,考虑外伤性脾破裂。

病例 3 女,19 岁,主诉:外伤 0.5 h。横断位 CT 平扫图像显示脾片状低密度灶,边缘模糊(图 9-3A)。横断位动脉期、静脉期 CT 图像显示增强后脾脏低密度灶未见明显强化,正常脾脏实质动脉期"花斑样"强化、静脉期强化均匀(图 9-3B、C)。冠状位静脉期 CT 图像显示脾脏内片状无强化低密度灶(图 9-3D)。横断位 CT 平扫和静脉期 CT 图像左肾包膜下弧形无强化高密度灶(图 9-3E、F)。

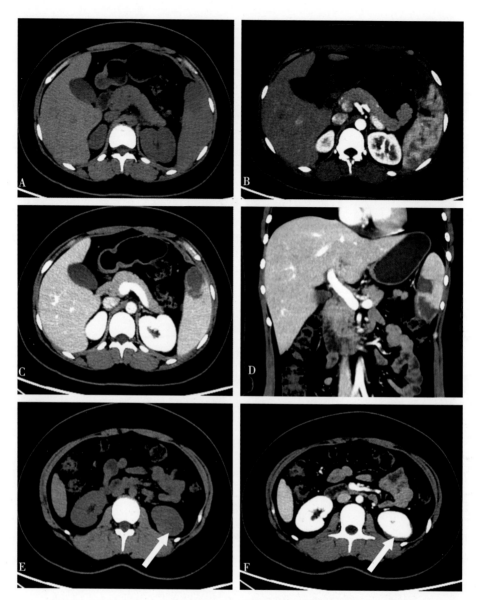

A. 横断位 CT 平扫图像；B. 横断位动脉期 CT 图像；C. 横断位静脉期 CT 图像；D. 冠状位静脉期
CT 图像；E. 横断位 CT 平扫图像；F. 横断位静脉期 CT 图像

图9-3 外伤性脾破裂 CT 表现（病例3）

诊断思路 ▌▌▌

　　19岁女性，明确外伤史；影像表现，横断位平扫脾脏见片状低密度灶，边缘模糊，增强脾脏低密度灶未见明显强化；同时出现左肾包膜下血肿。结合病史及影像学表现，符合外伤性脾破裂。

　　病例4　男，32岁，主诉：外伤后21 d，黑便、乏力10 d，腹痛、呕血1 d。横断位 CT 平扫图像，脾胃间隙可见团片状混杂密度影；增强扫描动脉期可见多发小斑片状稍高密度影，边界模糊，与胃体下壁及胰尾部分界不清；胰腺及脾脏周围可见渗出、局部腹膜增厚，脾动脉于脾门处对比剂漏出显影(图9-4A、B)。冠状位动脉期CT图像显示脾动脉瘤样突起形成并深入肝胃间病灶内(图9-4C、D)。横断位动脉期和冠状位静脉期CT图像见脾稍大,实质内可见不规则条片状、斑片状稍低密度影,增强未见明显强化;脾下缘被膜毛糙(图9-4E、F)。

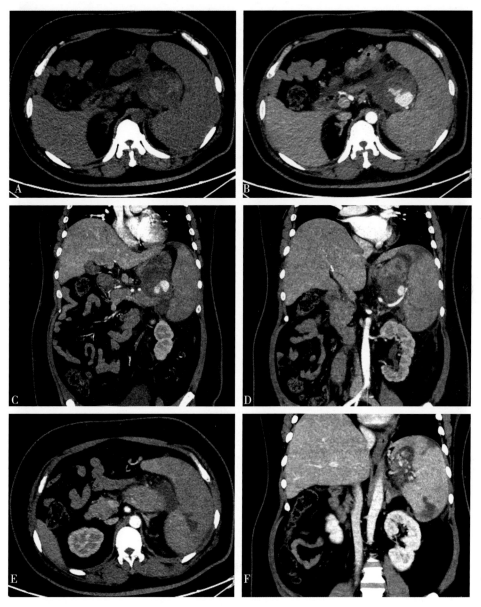

A.横断位CT平扫图像;B.横断位动脉期CT图像;C、D.冠状位动脉期CT图像;E.横断位动脉期CT图像;F.冠状位静脉期CT图像

图9-4　外伤性脾破裂CT表现(病例4)

诊断思路

32岁男性,有明确外伤史;影像表现,脾胃间见混杂密度团块,增强可见强化,内见脾动脉显影及瘤样突起形成;脾脏见片状无强化低密度灶,边缘模糊。结合病史及影像学表现,符合外伤性脾破裂,脾动脉假性动脉瘤形成并破裂出血。

=== 临床要点 ===

外伤性脾破裂在腹部创伤中比较常见,是需紧急处理的严重损伤,甚至有致命危险。因受力机制不同,可为单纯性脾外伤,也可同时合并肝及其他组织器官损伤。临床表现:左上腹或全腹部疼痛,脾大、压痛,以及腹膜刺激征等。当伴有脾完全破裂时,患者血红蛋白急速下降,严重者可出现失血性休克等症状。

【影像学表现】

1. X 线表现　主要显示某些间接征象,提供诊断参考。如脾脏形态变化、脾影增大、向下移位;破裂出血时,可见脾轮廓呈部分或完全性消失,反射性肠郁张及腹腔积液征象。还可合并肋骨骨折、胸腔积液等征象。

2. CT 表现

(1)脾脏包膜下血肿及脾内血肿:平扫时,血肿密度与受伤时间有关。新鲜血肿等同于或高于脾密度,随着时间的推移,血肿密度也逐渐降低。增强扫描时,血肿不增强,由于与增强的脾实质的密度差而显示出清晰的形态。陈旧性包膜下血肿,呈现为脾外"半月形"的均一的低密度影,边缘光滑、锐利,血肿大时,脾可受压、变形。

(2)脾破裂:当仅为脾局部破裂时,表现为脾内局限性低密度或稍高密度区,增强扫描更加清楚。早期血肿边界可不甚清楚,以后则为边界清晰的椭圆形低密度区。当脾脏完全破裂时,则脾曲、脾周、腹腔内均可见不规则的血肿存在,此时脾脏光滑、锐利的边缘变得模糊不清,边缘连续性中断。

3. 血管造影表现　为脾外伤诊断与治疗的有力手段。凡无明显出血性休克趋向,给予积极治疗,可行紧急血管造影检查,以明确损伤部位、范围、程度。但需注意,广泛性损伤、有大量出血者及有明确指征需开腹探查者均非本检查法的适应证。

【鉴别诊断】

根据患者的病史及影像学表现,诊断脾破裂相对容易。有些脾类圆形低密度出血灶与脾占位性病变不易区分,增强扫描有利于鉴别。脾血管瘤增强后有延迟强化,同肝血管瘤强化特点;脾淋巴瘤一般多发,且增强后有轻度不规则强化可鉴别。脾梗死一般呈片状楔形低密度灶,无外伤病史有利于鉴别。脾破裂可引起腹腔积血,有时需与肝包膜下血肿鉴别。脾破裂引起腹腔积血容易积聚在肝肾间隙内,呈薄的、均匀的弧形低密度影,CT 值多为 30~50 Hu,而肝脏形态、密度均无改变。肝包膜下血肿亦在肝表面见弧形液体影,但 CT 值多为 60~75 Hu,肝实质受压、变平或呈"锯齿状"改变,多伴肝内密度不均匀。

第二节　　脾淋巴瘤所致脾破裂

　　病例　女,65 岁,主诉:间断腹痛3 个月。横断位 CT 平扫图像显示脾脏增大,见大片状低密度影,边界不清,内见条片状高密度出血影(图9-5A)。横断位动脉期、静脉期 CT 图像可见脾脏低密度影轻度不均匀强化(图 9 - 5B、C)。静脉期冠状位 CT 图像显示腹膜后多发肿大淋巴结(图9-5D)。横断位动脉期 CT 图像显示左侧腹股沟区肿大淋巴结(图9-5E)。横断位动脉期 CT 图像显示双侧腋窝、纵隔肿大淋巴结(图 9-5F)。病理(腹水)图像显示淋巴组织增生性病变(图9-5G)。腹股沟淋巴结穿刺活检图像显示均匀一致的小圆细胞(图9-5H)。

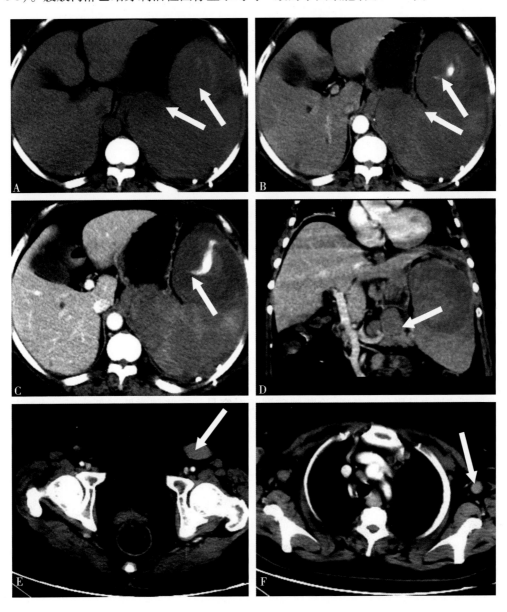

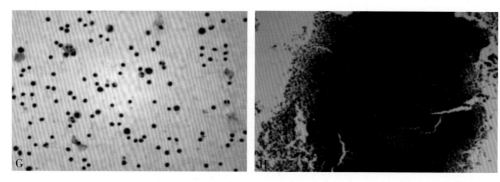

A.横断位 CT 平扫图像;B.横断位动脉期 CT 图像;C.横断位静脉期 CT 图像;D.冠状位静脉期 CT 图像;E、F.横断位动脉期 CT 图像;G.病理图像;H.穿刺活检图像

图9-5　淋巴瘤所致自发性脾破裂 CT、病理及穿刺活检表现

诊断思路

65 岁女性,以"间断腹痛 3 个月"为主诉入院。CT 显示脾脏体积显著增大,可见团块状及片状低密度影,边界不清,增强后轻度不均匀强化;另平扫脾脏局部可见条片状高密度影,增强可见对比剂逐渐填充,考虑肿瘤合并破裂出血。患者胸腹腔、腹膜后及腹股沟区见多发肿大淋巴结。结合病史及影像学特征,考虑脾淋巴瘤所致自发性脾破裂。

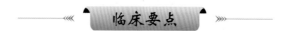

临床要点

自发性脾破裂多发生于病理性脾脏,如传染性疾病、血液系统疾病、脾脏占位性病变等,导致脾破裂的共同病理基础是单核巨噬细胞系统被激活,使得脾大和脆性增加。脾破裂典型表现为腹痛和/或血细胞比容下降。脾破裂的处理与其他形式的脾损伤相似,可以采用强化支持治疗和保留脾的非手术方法,也可以行脾切除术。脾淋巴瘤为脾最常见的恶性肿瘤,包括原发与继发淋巴瘤,后者较多。原发淋巴瘤常为非霍奇金淋巴瘤的大 B 细胞型。

【影像学表现】

1.X 线表现　可见脾大征象,破裂出血时可见脾轮廓呈部分或完全性消失,以及反射性肠郁张及腹腔积液征象。

2.CT 表现　平扫脾脏增大,实质可见单发或多发稍低密度灶、边界不清;增强轻度强化,与正常脾实质分界清楚。合并自发性脾破裂时脾脏内可见局限性低密度或稍高密度区,增强扫描病灶不强化,显示更加清楚;当脾脏完全破裂时,脾曲、脾周、腹腔内均可见不规则的血肿存在。大部分脾淋巴瘤可合并腹膜后淋巴结增大,或者累及相邻器官,如胃、左侧肾上腺或左肾。

3.MRI 表现　T_1WI 呈等或等低混合信号,与正常组织分界不清;T_2WI 信号略高,也可略低于脾脏,定性诊断困难。合并自发性脾破裂时在血肿不同时期表现不同信号。

【鉴别诊断】

外伤性脾破裂常有外伤的病史；自发性脾破裂主要发生在病理性脾肿大时，如淋巴瘤、血液病、血吸虫病、疟疾等疾病时，因轻度用力而发生。脾淋巴瘤并无特征性的影像学表现，需综合临床其他资料来确定诊断及与其他疾患鉴别，淋巴瘤病灶可以相互融合形成"地图样"表现、强化不明显或轻度强化，增强后病灶显示更为清楚。此外，脾淋巴瘤常伴有腹膜后及全身浅表淋巴结的增大。

参考文献

[1] 唐维克,方建文,许伟明.外伤性脾破裂的 CT 诊断与手术对照分析[J].创伤外科杂志,2007,9(5):466.

[2] 代利文,梁健.外伤性脾破裂的 CT 诊断与手术对照分析[J].腹部外科,2001,14(1):55.

[3] 邱云峰,杜琪威,瞿敏,等.外伤性延迟性脾破裂的诊断与治疗[J].中华消化外科杂志,2014,13(12):943-946.

[4] 唐颖,王齐敏,邢呈娟,等.CD20+T 细胞淋巴瘤合并非特殊型外周 T 细胞淋巴瘤一例[J].中华病理学杂志,2017,46(9):646-647.

[5] 俞佩佩,陈峰,赵艺蕾.脾脏 T 淋巴母细胞性淋巴瘤二例[J].放射学实践,2019,34(6):705-706.

[6] 罗小平,袁明远.脾脏肿瘤性病变的影像鉴别诊断[J].实用临床医学,2006,7(1):114-116.

[7] 井勇,付文荣,李刚锋,等.脾脏血管性病变与淋巴瘤 CT 鉴别诊断[J].延安大学学报(医学科学版),2021,19(3):92-95.

第十章　脾脏非肿瘤性病变

第一节　脾囊肿

病例 1　女,67 岁,主诉:腹部不适 2 天余。横断位 CT 平扫图像脾内见一类圆形囊性低密度影(图 10-1A、B 箭头所示)。横断位动脉期 CT 图像显示囊性病变未见强化(图 10-1C)。横断位、冠状位静脉期 CT 图像,囊性病变未见强化,边界显示清晰(图 10-1D ~ F)。

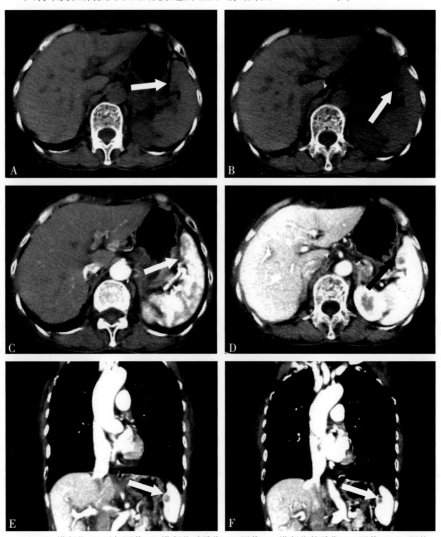

A、B.横断位 CT 平扫图像;C.横断位动脉期 CT 图像;D.横断位静脉期 CT 图像;E、F.冠状位静脉期 CT 图像

图 10-1　脾囊肿 CT 表现(病例 1)

诊断思路

　　67 岁女性,以"腹部不适 2 天余"为主诉入院,查体:腹壁无压痛、反跳痛,腹部柔软、无包块,肝、脾肋下缘未触及。CT 表现为脾内类圆形囊性低密度影,边界清晰、增强未见强化。实验室检查:肝、肾功能未见明显异常,肿瘤标志物未见明显异常。结合 CT 表现,诊断为脾囊肿。

　　病例 2　女,51 岁,主诉:慢性肾脏病 5 期,规律血液透析 13 年,胸闷、不能平卧 2 月余。横断位 CT 平扫图像,脾脏内可见一团块状低密度影,大小约 36 mm×34 mm,边界较清,囊壁可见点状钙化(图 10-2A、B 箭头所示)。横断位动脉期 CT 图像显示病变未见强化(图 10-2C、D)。冠状位动脉期 CT 图像显示病变未见强化(图 10-2E、F)。矢状位动脉期 CT 图像显示病变未见强化(图 10-2G、H)。

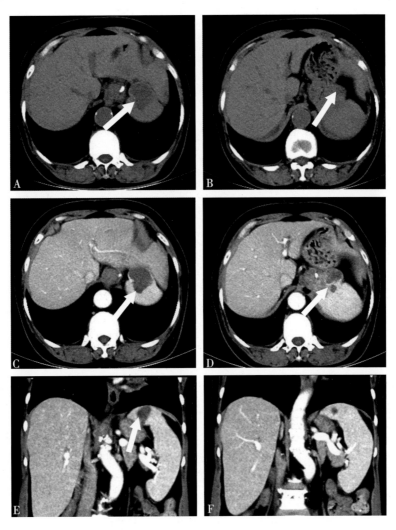

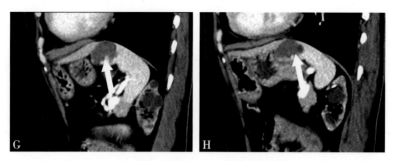

A、B.横断位 CT 平扫图像；C、D.横断位动脉期 CT 图像；E、F.冠状位动脉期
CT 图像；G、H.矢状位动脉期 CT 图像

图 10-2 脾囊肿 CT 表现（病例 2）

诊断思路

51 岁女性，慢性肾脏病 5 期，规律血液透析 13 年，以"胸闷，不能平卧 2 月余"为主诉入院，神志清楚。查体：腹壁无压痛、反跳痛，腹部柔软、无包块，肝、脾肋下缘未触及。实验室检查：血常规未见明显异常，血生化提示肌酐增高。胸部 CT 提示双肺感染，心脏增大、心包少量积液。腹部 CT 可见脾内团块状囊性低密度影，边界清，囊壁伴点状钙化影，增强未见强化。综合考虑诊断为脾囊肿。

病例 3　男，42 岁，主诉：经肝动脉化疗栓塞术后 2 个月复查。横断位 CT 平扫图像显示脾增大，脾内可见一类圆形囊性低密度影，边界清。肝形态失常，肝缘不光整，肝实质内见多发不规则团块状影，边界不清（图 10-3A、B）。横断位动脉期 CT 图像显示脾脏囊性病变未见强化；肝实质内多发不规则团块状影增强呈不均匀轻、中度强化，内见片状不强化区；肝下缘见片状混杂、低密度影，肝右叶，另见多发结节样强化影，肝内外胆管未见扩张（图 10-3C、D）。横断位静脉期 CT 图像显示囊性病变未见强化（图 10-3E、F）。冠状位静脉期 CT 图像显示囊性病变未见强化（图 10-3G、H）。

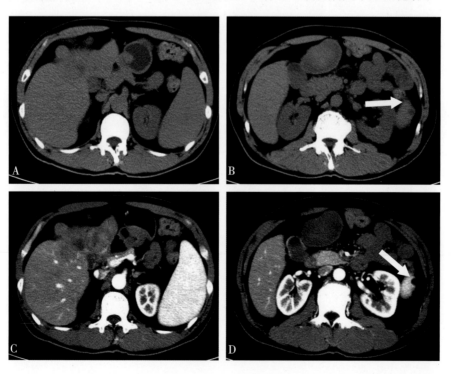

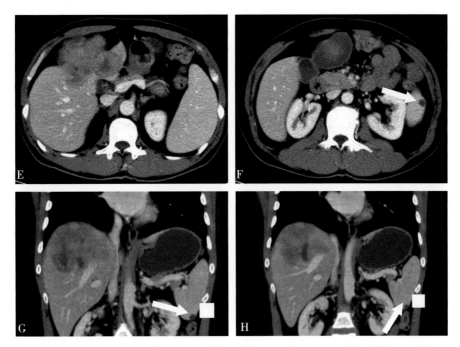

A、B. 横断位 CT 平扫图像；C、D. 横断位动脉期 CT 图像；E、F. 横断位静脉期 CT 图像；

G、H. 冠状位静脉期 CT 图像

图 10-3 脾囊肿 CT 表现（病例 3）

诊断思路

42 岁男性，乙肝病史 10 年余，以"经肝动脉化疗栓塞术后 2 个月复查"为主诉入院，术后无特殊不适，神志清楚，自主体位。查体：上腹部肝区轻度疼痛不适，腹平坦，肝、脾肋缘下可触及，脾区无叩击痛。实验室检查：血常规未见明显异常，电解质轻度紊乱，肝功能轻度异常。结合 CT 表现脾内小囊状不强化低密度影，诊断为脾囊肿。

病例 4 女，68 岁，主诉：右上腹疼痛 2 个月，加重 10 天余。横断位 CT 平扫图像，脾脏内见一类圆形低密度影（图 10-4A、B 箭头所示）。横断位动脉期 CT 图像显示囊性病变未见强化（图 10-4C、D）。横断位静脉期 CT 图像显示囊性病变未见强化，边界显示清晰（图 10-4E、F）。冠状位静脉期 CT 图像显示囊性病变未见强化，边界显示清晰（图 10-4G、H）。

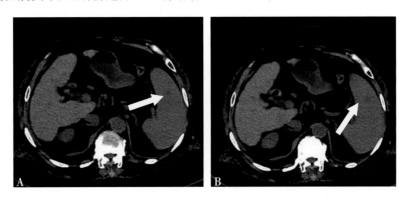

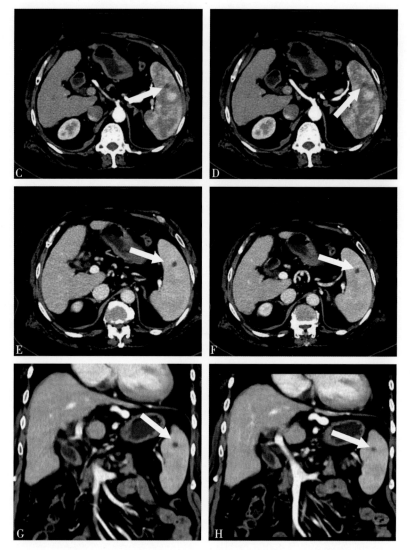

A、B. 横断位 CT 平扫图像；C、D. 横断位动脉期 CT 图像；E、F. 横断位静脉期 CT
图像；G、H. 冠状位静脉期 CT 图像

图 10-4　脾囊肿 CT 表现（病例 4）

诊断思路

68 岁女性，以"右上腹疼痛 2 个月，加重 10 天余"为主诉入院。查体：腹壁无压痛、反跳痛，腹部柔软、无包块，肝、脾肋下缘未触及。CT 表现为脾脏增大，可见类圆形无强化低密度影。实验室检查：肝、肾功能未见明显异常。结合 CT 表现，诊断为脾囊肿。

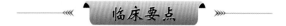
临床要点

脾囊肿较少见，有非寄生虫性和寄生虫性两种。非寄生虫性囊肿又包括真性囊肿和假性囊肿，前者来源于血管瘤、淋巴管瘤、血管淋巴管瘤、内皮瘤、表皮样囊肿、上皮样囊肿等，后者可因外伤、炎症、退行性变、栓塞等引起。囊肿可大可小，多单发，一般无特殊临床症状，大者会对周围脏器

产生压迫而引起相关的症状,如疼痛、上腹不适、消化不良等。50% 的患者可发现脾大。包虫囊肿可有嗜酸性粒细胞增多等表现。

【影像学表现】

1. X 线表现　可见脾大,可有蛋壳样、弧线状钙化、包虫囊肿。

2. 消化道造影表现　消化道造影可见胃及结肠的受压移位,胃常被推向右方;脾脏上极囊肿时,将胃底推压向下,贲门及食管受压向右;脾脏下极囊肿时,胃被推压向上,十二指肠空肠曲向右受压推移,结肠脾曲及横结肠则向下推压移位。

3. CT 表现　脾囊肿与肝、肾等实质性脏器囊肿所见相同。平扫呈边缘光滑、境界清楚、密度均匀的圆形或类圆形水样密度病变。合并感染或者出血时,密度可稍增高或不均匀。少数囊壁可有条状钙化。增强后无强化表现。寄生虫性囊肿可以呈单纯囊肿表现,也可以表现为囊肿内有子囊,且增强后囊壁可以有轻度强化,常伴有囊壁或囊内钙化。

4. MRI 表现　MRI 上病变呈现圆形或类圆形、边缘光滑、境界清楚且信号均匀的长 T_1、长 T_2 信号。囊肿内有出血、钙化时,则信号不均匀增强,病变无强化表现。

【鉴别诊断】

CT 扫描直接显示囊肿位置、形态、大小,根据增强前后的影像特征及 CT 值的测定可以确定诊断。

第二节　脾脓肿

病例 1　男,46 岁,主诉:乙肝肝硬化、食管-胃底静脉破裂出血介入栓塞术后改变 2 月余,上腹痛 4 d。横断位 CT 平扫图像显示脾脏明显增大,实质内可见一巨大囊状低密度包块影,边界较清,其内液性密度不均匀、伴多发积气影,近脾门区脾动脉走行区多发条索状、点片状致密影(图 10-5A、B)。横断位动脉期 CT 图像显示病变内液性密度无强化,边缘囊壁较薄、呈轻度强化(图 10-5C、D)。横断位、冠状位、矢状位静脉期 CT 图像显示囊壁轻度强化(图 10-5E ~ H)。

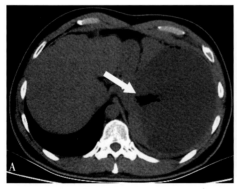
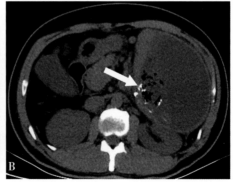

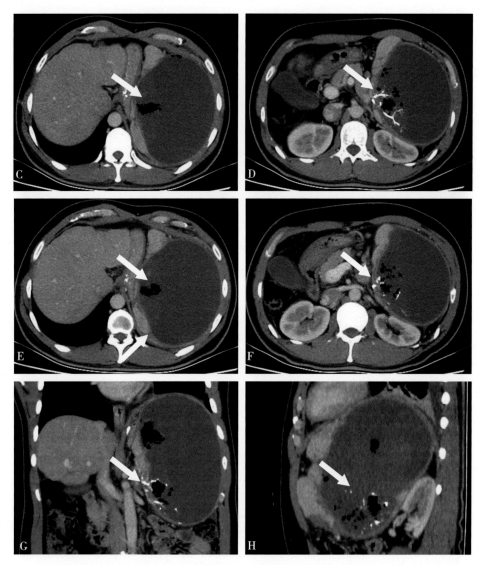

A、B. 横断位 CT 平扫图像；C、D. 横断位动脉期 CT 图像；E、F. 横断位静脉期 CT 图像；G. 冠状位静脉期 CT 图像；H. 矢状位静脉期 CT 图像

图 10-5 脾脓肿 CT 表现(病例 1)

诊断思路

46 岁男性,既往因消化道出血行脾动脉造影和栓塞术、胃冠状静脉及胃短静脉造影和栓塞术,术后病情尚未稳定,4 d 前出现腹痛。查体:腹部平坦,脾肋缘下可触及,上腹部压痛,无反跳痛。双肾区无叩击痛,肠鸣音正常,移动性浊音阴性。实验室检查:血常规未见明显异常。超声探查提示脾脏内部大片液化坏死区,腹部 CT 典型征象为脾内液性低密度包块影伴积气,提示脾梗死合并感染,考虑脾脓肿形成。

病例2 男,48 岁,主诉:腹痛 7 d,加重伴寒战、高热 1 d。横断位、冠状位和矢状位 CT 平扫图像显示脾脏明显增大,其内可见囊片状液性低密度影及积气影(图 10-6)。

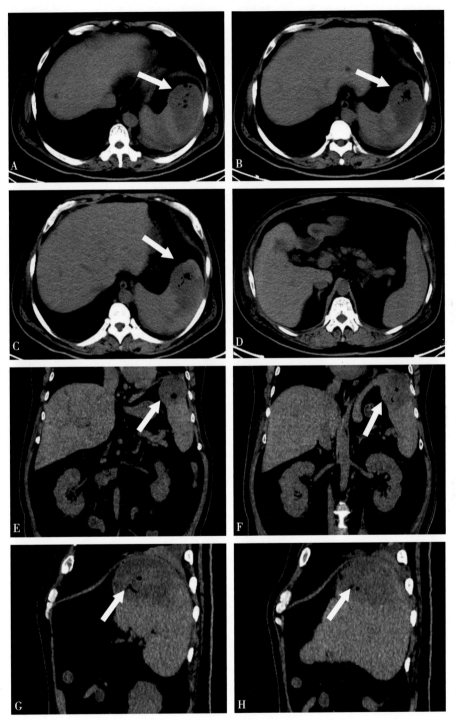

A～D. 横断位 CT 平扫图像;E、F. 冠状位 CT 平扫图像;G、H. 矢状位 CT 平扫图像

图 10-6 脾脓肿 CT 表现(病例 2)

诊断思路

48 岁男性,以"腹痛 7 d,加重伴寒战、高热 1 d"为主诉入院,神志清楚,正常面容,表情自如。左上腹部轻度压痛、反跳痛。血常规示白细胞计数及中性粒细胞百分数升高,相关肿瘤指标未见明显异常,考虑细菌性感染的可能性大。腹部 CT 典型征象为脾内大片液性密度影伴积气,结合实验室检查综合诊断为脾脓肿。

病例 3 男,58 岁,主诉:脾脓肿置引流管术后 1 月余,间断上腹部疼痛 3 d。横断位 CT 平扫图像显示脾脏内一含液气混杂密度包块影,其内可见引流管影(图 10-7A、B)。横断位动脉期 CT 图像显示病变呈明显环状及分隔状强化,中心液性密度无强化(图 10-7C、D)。横断位、冠状位、矢状位静脉期 CT 图像显示囊壁及分隔明显强化(图 10-7E ~ H)。

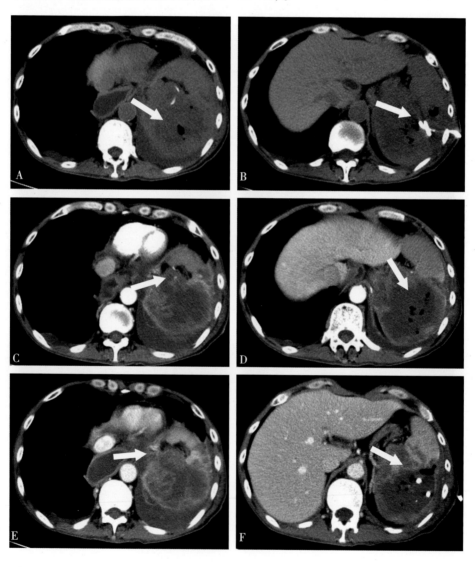

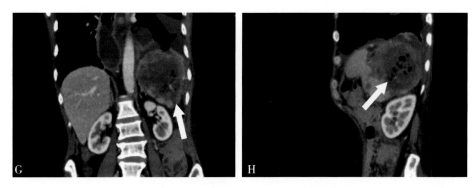

A、B.横断位 CT 平扫图像;C、D.横断位动脉期 CT 图像;E、F.横断位静脉期 CT 图像;G.冠状位静脉期 CT 图像;H.矢状位静脉期 CT 图像

图 10-7 脾脓肿 CT 表现(病例 3)

诊断思路

58 岁男性,明确为脾脓肿置引流置管术后 1 月余,"间断上腹部疼痛 3 d"为主诉入院。查体:左腹部压痛、反跳痛。血常规示白细胞计数及中性粒细胞百分数升高,腹部 CT 可见脾脏内含液气混杂密度包块影,增强示典型环状及分隔状脓肿壁强化,诊断为脾脓肿。

病例 4 男,58 岁,主诉:因间断黑便、呕血 1 年余,间断发热、腹痛 1 月余入院。横断位 CT 平扫图像显示脾脏明显增大,实质内可见一巨大囊状低密度包块影,边界较清,还可见栓塞术后改变(图 10-8A、B)。横断位动脉期 CT 图像显示病变呈环形强化(图 10-8C、D)。横断位、矢状位静脉期 CT 图像显示病变呈环形强化(图 10-8E ~ H)。

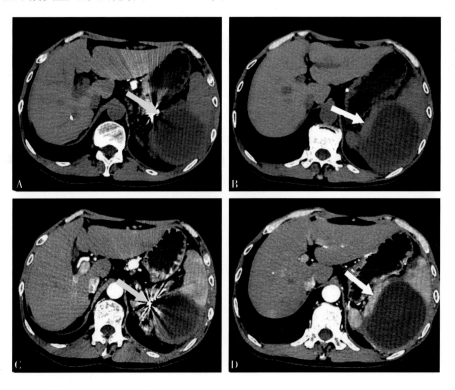

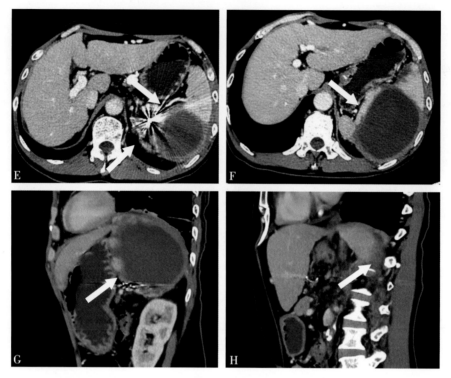

A、B.横断位 CT 平扫图像;C、D.横断位动脉期 CT 图像;E、F.横断位静脉期 CT 图像;
G、H.矢状位静脉期 CT 图像

图 10-8 脾脓肿 CT 表现(病例 4)

诊断思路

58 岁男性,既往因呕血行"腹腔干造影+超选择脾动脉、胃十二指肠动脉造影并栓塞+经皮肝穿刺门静脉造影+选择性胃冠状静脉造影并栓塞术",术后未再出血,病情尚未稳定,1 个多月前出现发热、腹痛。查体:腹部平坦,脾肋缘下可触及,上腹部压痛,无反跳痛。双肾区无叩击痛,肠鸣音正常,移动性浊音阴性。实验室检查:血常规未见明显异常。腹部 CT 典型征象为脾大,脾内见囊状影,截面面积约 99 mm×77 mm,增强后见环形强化,周围见斑片状低密度影,考虑脾脓肿形成。

临床要点

脾脓肿发病率为 0.14% ~0.70%,虽然较少见,但死亡率较高。脾脓肿常由链球菌、葡萄球菌以及其他革兰氏阴性菌血行感染所致。脾脓肿最常见的病因是亚急性细菌性心内膜炎。另外常见于胰腺、左肾、肠、胸膜等邻近器官脓肿的直接蔓延,脾脏外伤继发感染,脾脏囊肿继发感染,经导管脾脏动脉栓塞术后继发脾脓肿等。

病理表现:早期是以急性炎症为主的脾脏弥漫性增大。随着炎症局限化形成脓肿。脓肿多为圆形或椭圆形、大小不等、单房或多房、孤立性或多发性。

临床表现:患者常有败血症症状,如寒战、高热、恶心、呕吐和白细胞计数升高等表现。多数患者有腹痛,典型者疼痛可以局限于左上腹或左肩胛区。临床检查可有左上腹触痛、左侧胸水和脾大等体征。

【影像学表现】

1.X 线表现　左上腹肿块、左横膈升高、胸膜炎等非特异性征象和脾脏内出现液平面的特异性征象。

2.CT 表现　脾脓肿早期表现为脾脏弥漫性肿大,密度均匀且稍低。组织发生液化坏死后,平扫可见大小不等的圆形或椭圆形低密度病灶,可单发,也可多发;增强后脓肿壁有强化,液化区无强化。有时在正常脾脏实质和脓肿壁之间可见低密度水肿带。少数脓肿内可见小气泡或气-液平面特异性表现。

3.超声表现　早期可见脾大,脾内有异常回声,实质内出现单个或多个圆形或不规则形的回声增强或降低区,多数边界不清晰,其内回声不均匀。随着液化坏死形成,内部出现不规则无回声区,其内可见散在小点状及斑片状高回声,随体位改变而浮动。合并产气肠杆菌感染时,病灶内可见多个点状强回声伴"彗星尾征"。

4.MRI 表现　早期脾大,信号轻微异常。当有液化坏死,脓肿壁形成时,在 T_1WI 表现为低于周围组织的信号区,T_2WI 可呈不均匀的高信号,病灶周围见境界不清的水肿区域。增强后可见脓肿壁呈厚薄不等的环形强化,中央液化坏死区无强化。

【鉴别诊断】

多发脾脓肿注意与转移瘤、淋巴瘤鉴别。根据临床特征及影像学的相关特点可鉴别诊断。败血症患者若 CT 发现脾脏内低密度病变应高度警惕脾脓肿的存在,CT、MRI 检查有脓肿壁的强化及存在周围水肿带,多可确诊。若发现气-液平面则为特征性表现。

第三节　脾梗死

病例 1　男,47 岁,主诉:确诊慢性粒-单核细胞白血病、继发性骨髓纤维化 6 月余。横断位 CT 平扫图像显示脾增大,边缘光整,局部边缘包膜下可见楔形片状低密度影,尖端指向脾门,边界较清(图 10-9)。

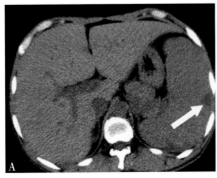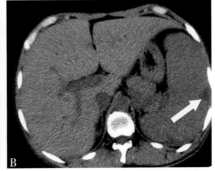

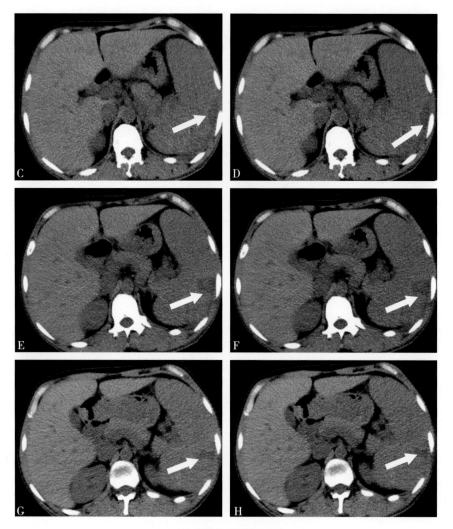

A～H. 横断位 CT 平扫图像

图 10-9　脾梗死 CT 表现(病例 1)

诊断思路

　　47 岁男性,以"确诊慢性粒-单核细胞白血病、继发性骨髓纤维化 6 月余"为主诉入院。患者神志清楚,贫血面容,肋下缘可触及肿大脾脏,左侧腹部钝痛,按压时加剧。骨髓穿刺结果示粒系增生异常,单核细胞比值增高;血常规示白细胞计数正常;超声检查提示脾大,膈面包膜下可及楔形低回声区,边界清,内回声不均匀。结合腹部 CT 表现脾内包膜下楔形片状低密度影,诊断为脾梗死。

　　病例 2　女,47 岁,主诉:腰痛 1 月余。横断位 CT 平扫图像显示脾脏内多发不规则条片状、楔状低密度影,尖端指向脾门(图 10-10A、B)。横断位动脉期 CT 图像显示脾内多发低密度影无强化(图 10-10C、D)。横断位静脉期 CT 图像显示病变无强化(图 10-10E、F)。冠状位、矢状位静脉期 CT 图像显示病变无强化(图 10-10G、H)。

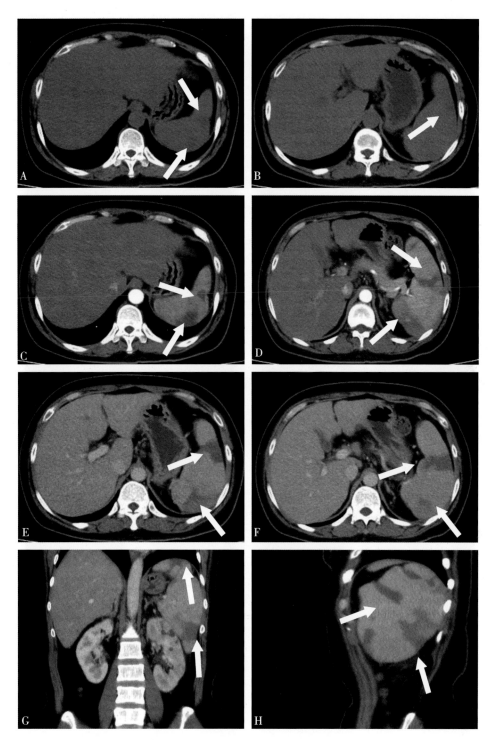

A、B. 横断位 CT 平扫图像；C、D. 横断位动脉期 CT 图像；E、F. 横断位静脉期 CT 图像；G. 冠状位静脉期 CT 图像；H. 矢状位静脉期 CT 图像

图 10-10 脾梗死 CT 表现（病例 2）

诊断思路 ▮▮▮

　　47 岁女性,以"腰痛 1 月余"为主诉入院。患者神志清楚,正常面容,表情自如。查体:左腰部疼痛伴腹胀、腹痛。腹部 CT 显示脾大,脾内多发不规则条片状、楔状低密度影,尖端指向脾门,增强未见强化。实验室检查:血常规示白细胞计数稍增高,血凝试验异常。综合诊断为脾梗死。

　　病例3　女,32 岁,主诉:乏力、食欲减退 1 月余,腹胀 7 d,发热 3 d。横断位 CT 平扫图像显示脾体积增大,脾内包膜下见楔形片状低密度影(图 10-11A ~ F)。冠状位、矢状位 CT 平扫图像显示脾内楔形片状低密度影(图 10-11G、H)。

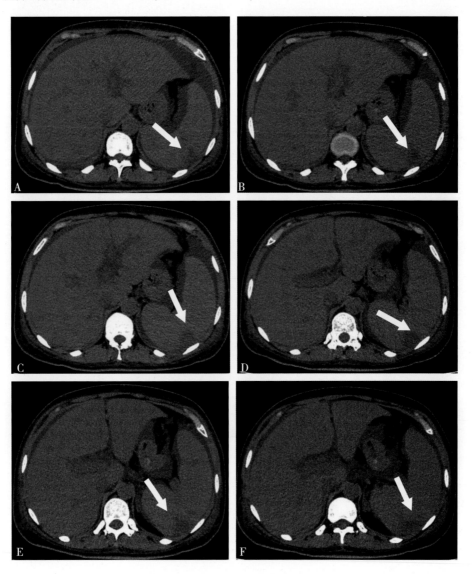

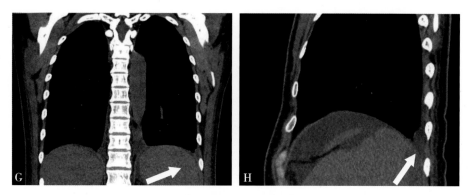

A～F.横断位 CT 平扫图像；G.冠状位 CT 平扫图像；H.矢状位 CT 平扫图像

图 10-11　脾梗死 CT 表现(病例 3)

诊断思路

　　32 岁女性,以"乏力、食欲减退 1 月余,腹胀 7 d,发热 3 d"为主诉入院。患者神志清楚,正常面容,表情自如。查体:全身皮下水肿,腹部压痛。血常规示白细胞、血小板计数下降,重度低蛋白血症,中度贫血。结合 CT 表现脾大、脾包膜下典型楔形片状低密度影,诊断为脾梗死。

　　病例 4　女,37 岁,主诉:全胃切除术后 3 周余。横断位 CT 平扫图像显示脾内可见低密度影(图 10-12A、B)。横断位动脉期 CT 图像显示脾内低密度影,增强扫描无强化(图 10-12C、D)。横断位、冠状位、矢状位静脉期 CT 图像显示脾内低密度影,增强扫描无强化(图 10-12E～H)。

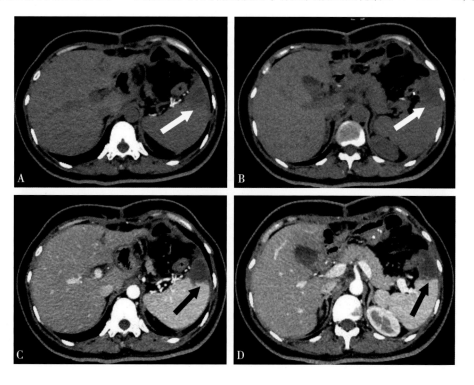

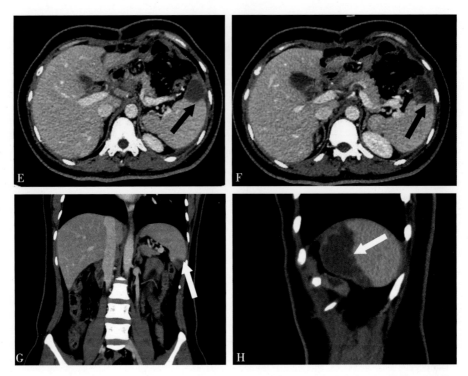

A、B.横断位 CT 平扫图像;C、D.横断位动脉期 CT 图像;E、F.横断位静脉期 CT 图像;G.冠状
位静脉期 CT 图像;H.矢状位静脉期 CT 图像

图 10-12　脾梗死 CT 表现(病例 4)

诊断思路

37 岁女性,以"全胃切除术后 3 周余"为主诉入院。患者神志清楚,正常面容。查体:腹部无压痛、反跳痛,腹部柔软、无包块。血常规示白细胞计数正常。结合腹部 CT 脾内可见低密度影,增强扫描无强化,诊断为脾梗死。

《临床要点》

脾梗死(splenic infarction)是指脾内动脉的分支阻塞引起的局部组织的缺血坏死。引起脾内动脉阻塞的原因有很多种,包括血栓形成、心脏内附壁血栓或者动脉粥样硬化斑块脱落、微循环内凝血、肝癌栓塞治疗过程中栓塞物质逆行进入脾动脉等。此外,介入科用明胶海绵做部分脾动脉栓塞对脾功能亢进者进行治疗时会造成部分脾梗死。

病理表现:脾梗死多发生于脾前缘。梗死灶的大小不等,可由数个梗死灶融合形成大片状,形态多呈锥状。脾边缘因瘢痕收缩会出现局限性凹陷。大梗死灶不能完全纤维化,中央液化形成囊腔,周围被纤维结缔组织包裹。

临床表现:大多数患者无症状,但有时可出现左上腹痛、左膈抬高和胸腔积液等。

【影像学表现】

1.X 线表现　脾梗死合并脾大者可见左上腹肿块、左横膈升高等非特异征象,脾梗死合并感染时脾内可出现气-液平面的特异征象。

2.CT 表现　早期脾内有边缘清楚或略模糊的三角形低密度灶。增强后病灶无强化,但轮廓较平扫时更清楚。少数梗死灶形状不规则,大梗死灶中央可伴有囊性变。少数脾梗死可伴有包膜下积液,表现为脾周围"新月形"低密度影。陈旧性梗死灶因纤维收缩,脾可略缩小,轮廓呈"分叶状"。

3.超声表现　典型者病灶呈楔形,底部朝向脾包膜,也可呈不规则、蜂窝状或片状低回声区。当组织液化坏死时,也可出现假性囊肿。彩色多普勒超声可显示脾缺乏血流灌注造成的梗死区。

4.MRI 表现　MRI 对脾梗死比较敏感,因为梗死灶内组织水分增加,T_1 和 T_2 弛豫时间延长,T_1WI 表现为低信号、T_2WI 表现为高信号,其形态特点与 CT 相同,增强后病灶无强化。

【鉴别诊断】

根据三角形低密度影、无强化的典型 CT 影像学特点,诊断不难。不典型者需与脾脓肿、脾破裂相鉴别。

1.脾脓肿　为圆形、椭圆形的低密度病变,脓肿壁有强化,周围可见水肿环,有时病灶内可见气-液平面的特征性表现。当脾梗死合并感染时,即感染性脾梗死与脾脓肿难以鉴别。

2.脾破裂　有外伤史,脾轮廓不规则并可见裂隙,同时常合并包膜下出血和积液。

第四节　脾　大

病例 1　女,54 岁,主诉:确诊卵巢癌 7 月余,4 次化疗后术后。横断位 CT 平扫图像显示脾大,密度未见明显异常(图 10-13A ~ C)。横断位、冠状位、矢状位动脉期 CT 图像未见异常强化(图 10-13D ~ H)。

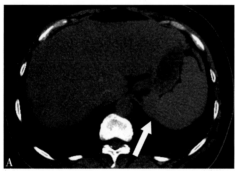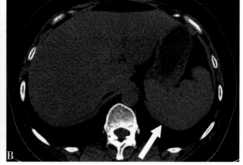

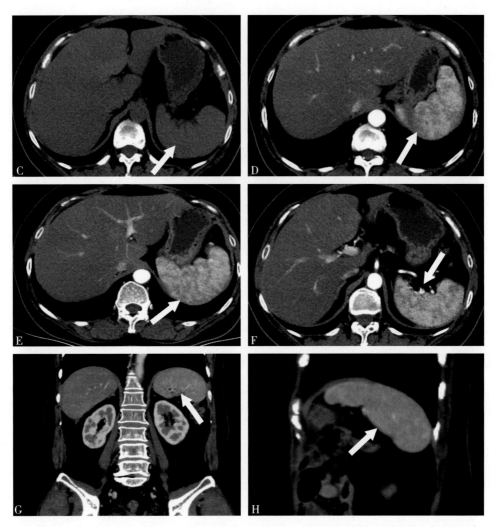

A~C.横断位 CT 平扫图像;D~F.横断位动脉期 CT 图像;G.冠状位动脉期 CT 图像;H.矢状位动脉期 CT 图像

图 10-13　脾大 CT 表现(病例 1)

诊断思路

　　54 岁女性,以"确诊卵巢癌 7 月余,4 次化疗后术后"为主诉入院,合并慢性高血压、甲状腺切除术后病史,神志清楚,正常面容,表情自如。查体:腹部无压痛、反跳痛。超声提示肝、脾弥漫性回声改变,CT 表现为单纯性脾大,实质密度及强化未见异常,血常规检查未见明显异常,综合诊断为脾大。

　　病例 2　女,55 岁,主诉:食管癌术后 4 年余。横断位 CT 平扫图像显示脾大,实质未见异常密度影(图 10-14A、B)。横断位动脉期 CT 图像未见异常强化(图 10-14C、D)。横断位、冠状位、矢状位静脉期 CT 图像未见异常强化(图 10-14E、H)。

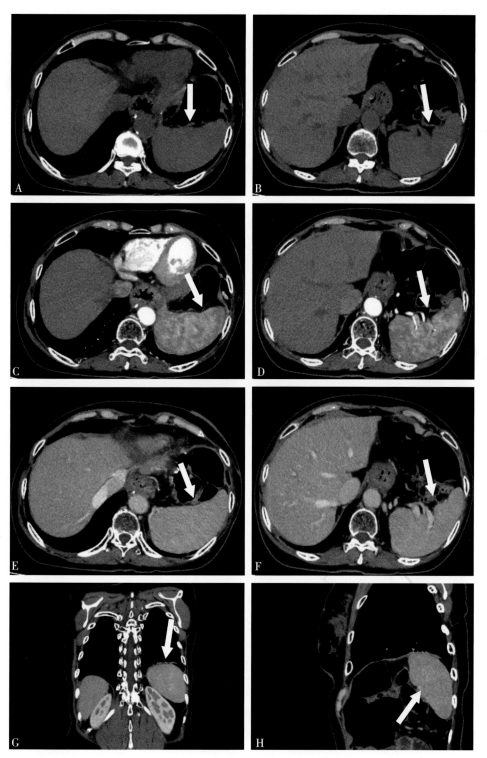

A、B. 横断位 CT 平扫图像；C、D. 横断位动脉期 CT 图像；E、F. 横断位静脉期 CT 图像；G. 冠状位静脉期 CT 图像；H. 矢状位静脉期 CT 图像

图 10-14　脾大 CT 表现（病例 2）

55 岁女性,以"食管癌术后 4 年余"为主诉入院,神志清楚,正常面容,表情自如。查体:腹部无压痛、反跳痛。血常规检查未见明显异常,超声提示脾脏实质回声均匀,CT 显示脾大、实质密度未见明显异常,诊断为脾大。

病例 3　男,7 岁,主诉:间断腹痛 1 月余,发现颈部淋巴结肿大 10 天余。横断位 CT 平扫图像显示脾体积增大,实质密度未见明显异常(图 10-15A ~ E)。矢状位 CT 平扫图像显示脾体积增大,实质密度未见明显异常(图 10-15F ~ H)。

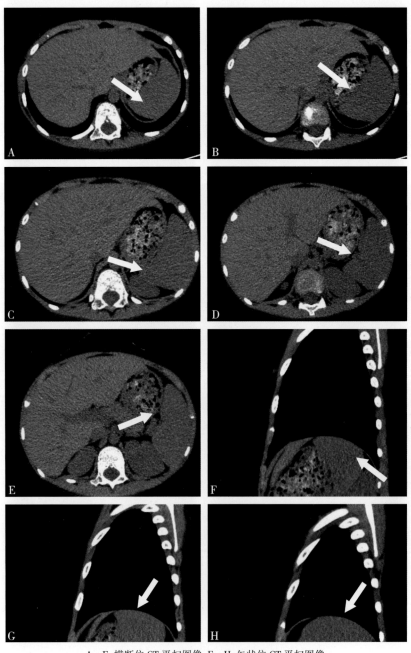

A ~ E.横断位 CT 平扫图像;F ~ H.矢状位 CT 平扫图像

图 10-15　脾大 CT 表现(病例 3)

诊断思路

　　7岁男孩,以"间断腹痛1月余,发现颈部淋巴结肿大10天余"为主诉入院,神志清楚,正常面容,表情自如。查体:腹部无压痛、反跳痛,肝肋缘下未触及,脾肋缘下3 cm可扪及。血常规显示白细胞计数增高,肝功能异常,铁蛋白升高,红细胞沉降率增快;超声提示脾大、实质回声均匀。腹部CT平扫可见肝脾大,实质密度未见明显异常,综合诊断为脾大。

　　病例4　男,32岁,主诉:恶心、呕吐、腹痛半个月,加重10 d,腹胀1 d。横断位CT平扫图像显示脾体积增大,实质密度未见明显异常(图10-16A)。横断位动脉期CT图像显示脾体积增大,脾内密度不均,呈"花斑样"强化(图10-16B)。横断位静脉期CT图像显示脾体积增大,脾内密度逐渐趋于均匀(图10-16C)。横断位延迟期、冠状位、矢状位CT图像显示脾体积增大,脾内密度趋于均匀(图10-16D~H)。

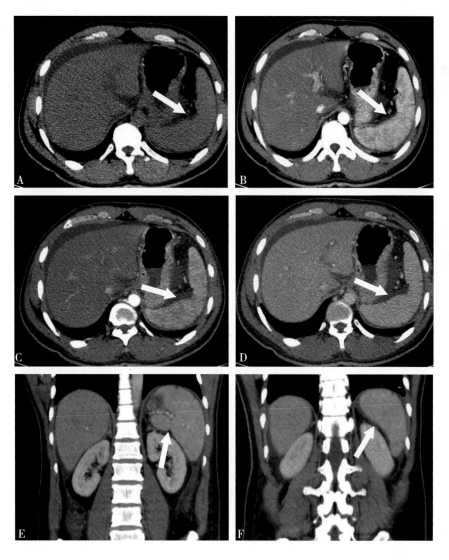

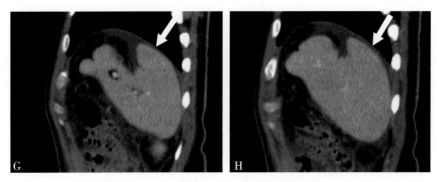

A. 横断位 CT 平扫图像；B～D. 横断位动脉期、静脉期、延迟期 CT 图像；E、F. 冠状位延迟期 CT 图像；G、H. 矢状位延迟期 CT 图像

图 10-16　脾大 CT 表现(病例 4)

诊断思路

32 岁男性，以"恶心、呕吐、腹痛半个月，加重 10 d，腹胀 1 d"为主诉入院，神志清楚，正常面容，表情自如。查体：腹部有压痛、无反跳痛，腹部柔软、无包块，脾肋缘下未触及。血常规显示白细胞计数正常，铁蛋白升高；超声提示脾大并脾静脉增宽。腹部 CT 平扫可见肝脾大，实质密度未见明显异常，综合诊断为脾大。

临床要点

脾弥漫性疾病表现为脾大。引起脾大的原因多种多样：①炎症性，如肠伤寒、结核、疟疾、败血症等；②淤血性，如门静脉高压、慢性心脏病等；③增殖性，如溶血性贫血、真性红细胞增多症、出血性紫癜等；④肿瘤性，如恶性淋巴瘤、白血病、转移瘤等；⑤寄生虫感染，如血吸虫病、棘球蚴病等；⑥系统性红斑狼疮、类风湿等。

临床症状：因病因不同而存在差异。

【影像学表现】

1. X 线表现　轻度肿大时，脾大体保持正常；中度肿大时，脾略呈圆形，外缘光滑整齐，内缘凹凸不平，可明显显示脾切迹；明显增大时，可引起左膈升高，胃泡右移，结肠脾曲下移，左肾向内下方移位。

2. 胃肠造影表现　胃肠造影可显示增大的脾对胃肠道的压迫、推移等征象。如结肠脾曲以及相邻的横结肠上缘出现压迹，伴有向下移位，或结肠脾曲向内移位；胃体大弯侧弧形压迹，胃右移，以及将整个胃体推向脊柱右侧。

3. CT 和 MRI 表现　CT、MRI 可以清楚地显示弥漫性脾大的程度、形态、内部密度变化及周围组织、器官的变化，有助于进一步判断病因。在横断面图像上，长径>10 cm、短径>6 cm，头尾方向长度>15 cm 即为脾大。

4.血管造影表现　观察动、静脉期血管的形态改变,有助于鉴别脾大的病因。如各种疾患所致增殖性脾大,可见脾血流丰富,门静脉与脾静脉扩张、延长、迂曲,血流增多。但静脉显影密度低,缺乏侧支循环。而淤血性脾大,如肝硬化性脾大,因肝内阻塞引起门静脉淤血。门静脉扩张,血流速度减慢,并出现侧支循环。

【鉴别诊断】

应根据患者不同的临床表现结合实验室资料,选择适当的检查方法,进行全面分析。必要时,可于影像引导下行细针穿刺活检,以获得病理诊断。

各种病因所致脾弥漫性肿大,有以下情况者可行脾动脉栓塞治疗:①脾功能亢进;②门静脉高压脾大;③不能手术切除的恶性肿瘤。脾动脉栓塞术后,若缓解脾功能亢进症状疗效显著,可不必行脾切除术。脾动脉栓塞术后常伴有发热、腹痛,甚至发生脾脓肿、脾破裂、败血症等严重并发症。需掌握好适应证,根据患者全身状态设计治疗方案。

第五节　脾结核

病例　女,67 岁,主诉:发热半年余,加重 10 d。横断位 CT 平扫图像显示脾内多发点片状低密度影,边界不清(图 10-17A)。横断位动脉期 CT 图像显示增强后边缘略强化(图 10-17B)。冠状位动脉期 CT 图像显示增强后边缘略强化(图 10-17C、D)。矢状位动脉期 CT 图像显示增强后边缘略强化(图 10-17E、F)。

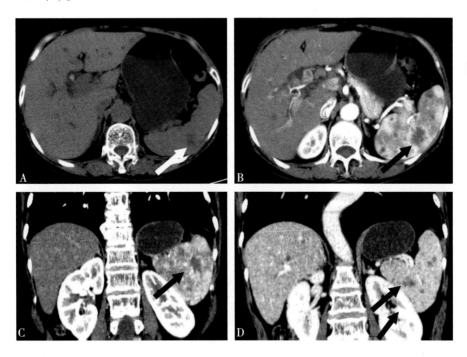

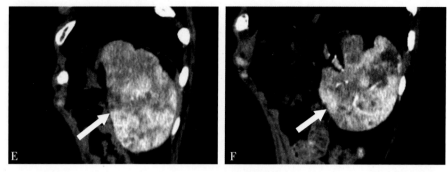

A、B. 横断位 CT 平扫、动脉期 CT 图像；C、D. 冠状位动脉期 CT 图像；E、F. 矢状位动脉期 CT 图像

图 10-17　脾结核 CT 表现

诊断思路

67 岁女性，以"发热半年余，加重 10 d"为主诉入院，无咳嗽、咳痰、恶心、呕吐等，神志清楚，正常面容，表情自如。查体：腹部无压痛、反跳痛。墨菲征阴性，移动性浊音阴性。红细胞沉降率 60 mm/h，胸部 CT 可见双肺感染，腹部 CT 可见脾内多发点片状低密度影，边界不清，增强后边缘略强化。结合抗结核药物治疗后好转，诊断为脾结核。

临床要点

脾结核一般由肺结核通过血液循环播散到脾引起。多数病例因机体抵抗力较强或通过及时抗结核治疗而恢复，仅留下少许"针尖样"钙化灶。少数患者因抵抗力低下或由于治疗不及时而形成结核结节或结核样脓肿。脾结核常累及腹腔其他脏器。

病理表现：急性期若病变分布广泛，脾轻度至中度增大，并可见大小均匀一致的灰白和黄色的圆形结节；少数表现为结核球、结核性脓疡，病灶中央为干酪样坏死物质，周围环以结核性肉芽肿。病灶呈单发或多发大小不等的类圆形，陈旧性病灶周围有结缔组织包绕，与正常组织境界清楚。愈合期形成纤维瘢痕或钙化。

临床表现：脾结核多数为多脏器累及，缺乏特异性临床表现，主要症状为低热、盗汗、乏力、消瘦及红细胞沉降率增快。少数患者可有脾功能亢进。结核菌素试验可呈阳性。体检可发现肝、脾增大，少量腹腔积液及左上腹触痛等。

【影像学表现】

1. X 线表现　可见脾大，左上腹低密度肿块影伴有钙化，左膈升高，胃泡右移，结肠脾曲下移。

2. CT 表现　当脾为粟粒型结核时，CT 不能分辨，仅表现为脾轻度增大。当病灶大于 10 mm 时，CT 平扫可发现脾内低密度圆形或椭圆形病灶。CT 值 30 ~ 50 Hu，若伴有干酪样坏死则 CT 值降低。增强后少数病灶边缘可有轻度环形强化。脾结核亦可见"针尖样"散在钙化、"团块状"钙化或环状的"蛋壳样"钙化。脾结核常可累及其他脏器，故应仔细观察肝、肾上腺以及腹膜后有无病变，对鉴别诊断有价值。

3.超声表现 脾结核在超声下分为三种类型:粟粒型、坏死型、钙化型。粟粒型表现为脾轻到中度肿大,内部回声不均。坏死型,脾内可见单个或多个低回声结节,一般为类圆形或者不规则形,边界清晰,内部回声不均。钙化型可见脾实质内散在点状、条状、弧形或形态各异的强回声,但是声影不明显。

4.MRI表现 脾结核在MRI上表现与病期有关,急性粟粒样病灶可无明显信号改变。病灶较大时在T_1WI上为略低信号、T_2WI上为不均匀高信号,与脾脓肿类似。MRI对钙化不敏感,因此难以显示"针尖样"及"蛋壳样"钙化。增强扫描可见病变边缘强化。此外,于脾门、脾周围常可见肿大淋巴结影。

【鉴别诊断】

根据脾内低密度病变、全身性血行播散多脏器病变,伴中心坏死或钙化,结合全身症状、血常规、结核菌素等实验室检查,诊断不难。不典型者需与脾脓肿、脾原发恶性淋巴瘤相鉴别。

1.脾脓肿 为圆形、椭圆形的低密度病变,脓肿壁有强化,周围可见水肿环,有时病灶内可见气-液平面的特征性表现。

2.脾原发恶性淋巴瘤 为脾内多发类圆形稍低密度灶,增强可有不均匀轻度强化,但钙化少见,常伴有全身淋巴结肿大或肝转移。

参考文献

[1]雷露,吕雪飞,杨玲,等.脾脏占位性病变的影像学表现[J].医学影像学杂志,2023,33(5):790-793.

[2]方翠,王丹,沈莺,等.脾脏多发占位性病变多层螺旋CT、MR影像学表现特征分析[J].中国CT和MRI杂志,2021,19(12):106-108.

[3]梁晓芸,李晖.脾结核的MRI与CT影像表现1例[J].中国临床医学影像杂志,2021,32(8):604-606.

[4]张飘尘.CT对脾脏结核的诊断价值(附12例报告)[J].世界最新医学信息文摘,2017,17(16):17-18.

[5]陈深耀.脾脏结核的CT诊断[J].中外医学研究,2012,10(32):50.

[6]方姗姗,彭翁平.螺旋CT对脾脏结核的诊断价值[J].临床军医杂志,2011,39(5):950-952.

[7]赵中伟,邵国良,纪建松,等.脾脏结核的CT诊断[J].实用放射学杂志,2008,24(12):1630-1632.

第十一章　脾转移瘤

病例 1　女,53 岁,主诉:肝癌术后 2 年余入院。横断位 CT 平扫图像,脾可见类圆形低密度影(图 11-1A、B)。横断位动脉期 CT 图像,脾内见类圆形软组织影,增强后轻度强化(图 11-1C、D)。横断位静脉期 CT 图像,脾可见类圆形低密度,增强后轻度不均匀强化(图 11-1E、F)。冠状位动脉期 CT 图像,脾可见类圆形低密度,增强后轻度不均匀强化(图 11-1G)。矢状位动脉期 CT 图像脾可见类圆形低密度,增强后轻度不均匀强化(图 11-1H)。

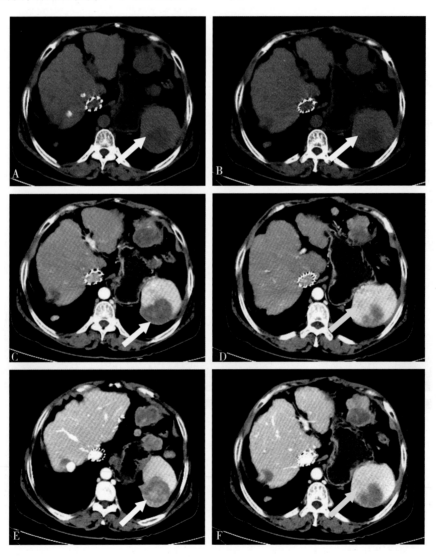

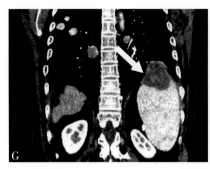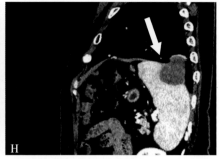

A、B.横断位 CT 平扫图像；C、D.横断位动脉期 CT 图像；E、F.横断位静脉期 CT 图像；
G.冠状位动脉期 CT 图像；H.矢状位动脉期 CT 图像

图 11-1　脾转移瘤 CT 表现（病例 1）

诊断思路

53 岁女性，以"肝癌术后 2 年余"为主诉入院。查体：腹部无压痛、反跳痛。增强 CT 检查显示脾占位，可见典型征象"牛眼征"。结合肝癌病史及影像学特征，初步诊断为脾转移性肿瘤。

病例 2　女，56 岁，主诉：间断全腹痛 6 月余，腹膜后淋巴结活检确诊腺癌并多发转移 4 月余。横断位 CT 平扫图像，脾内见数个圆形或椭圆形低密度影，边界欠清，密度不均，大小不一，腹膜后多发淋巴结肿大（图 11-2A、B）。横断位动脉期 CT 图像显示肿瘤略呈环形强化（图 11-2C、D）。横断位静脉期 CT 图像显示肿瘤略呈环形强化（图 11-2E、F）。冠状位静脉期 CT 图像显示肿瘤略呈环形强化（图 11-2G）。矢状位静脉期 CT 图像显示肿瘤略呈环形强化（图 11-2H）。

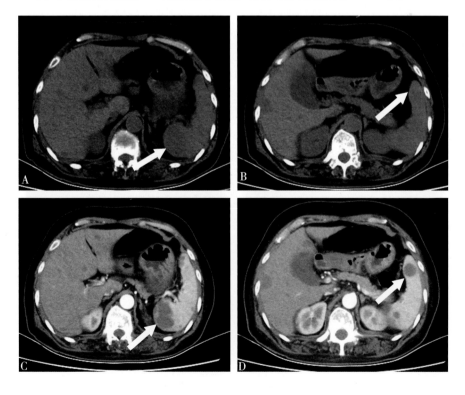

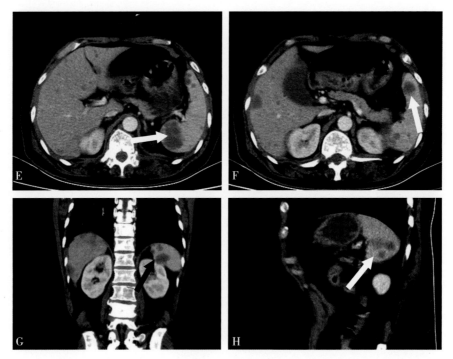

A、B. 横断位 CT 平扫图像;C、D.横断位动脉期 CT 图像;E、F. 横断位静脉期 CT 图像;G.冠状位静脉期 CT 图像;H. 矢状位静脉期 CT 图像

图 11-2 脾转移瘤 CT 表现(病例 2)

诊断思路

患者以"间断全腹痛 6 月余,腹膜后淋巴结活检确诊腺癌并多发转移 4 月余"为主诉入院,神志清楚,痛苦面容。查体:腹部有压痛。腹部增强 CT 见脾多发占位,轻度环形强化。结合病史及辅助检查结果,诊断为脾转移瘤。

病例 3 女,36 岁,主诉:确诊盲肠恶性肿瘤 1 年余。肿瘤异常糖链糖蛋白(TAP)为 200.545 U/mL(↑),癌胚抗原 223.00 ng/mL(↑),糖类抗原 19-9 为 65.1 U/mL(↑),糖类抗原 72-4 为 520.00 U/mL(↑),纤维蛋白原测定 4.78 g/L(↑),中性粒细胞百分数 81%(↑),C 反应蛋白 19.40 mg/L(↑)。横断位 CT 平扫图像,脾形态未见异常,内侧缘可见不规则稍低密度影(图 11-3A、B)。横断位动脉期 CT 图像,脾内可见不规则低密度影,局部轻度强化(图 11-3C、D)。横断位静脉期 CT 图像,脾可见不规则稍低密度影,边缘强化(图 11-3E、F)。冠状位静脉期 CT 图像,脾可见不规则稍低密度影,边缘强化(图 11-3G)。矢状位静脉期 CT 图像,脾可见不规则稍低密度影,边缘强化(图 11-3H)。

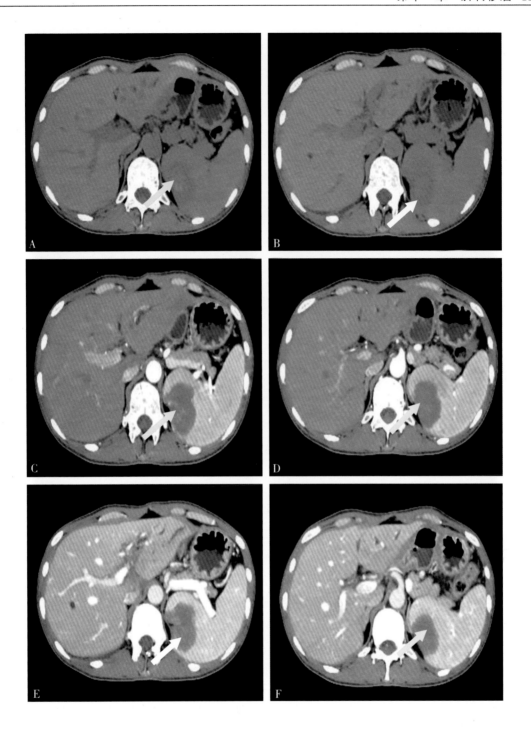

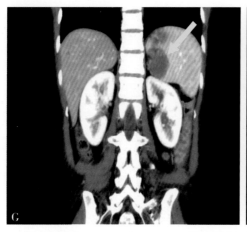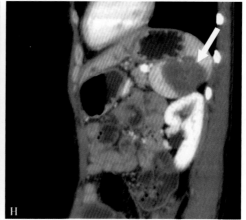

A、B.横断位 CT 平扫图像;C、D.横断位动脉期 CT 图像;E、F.横断位静脉期 CT 图像;G.冠状位静脉期 CT 图像;H.矢状位静脉期 CT 图像

图 11-3 脾转移性肿瘤 CT 表现(病例 3)

诊断思路

36 岁女性,以确诊"盲肠恶性肿瘤 1 年余"为主诉入院。查体:腹部无压痛、反跳痛。CT 可见脾内不规则稍低密度影,边缘强化,边界不清。患者有盲肠恶性肿瘤病史,结合辅助检查结果,TAP、癌胚抗原、糖类抗原 19-9、糖类抗原 72-4 增高,初步诊断为脾转移瘤。

临床要点

脾转移瘤多为多发,占全身转移瘤的 2%~4%。可由周围脏器直接侵入,也可由肺癌、乳腺癌、前列腺癌、卵巢癌、黑色素瘤等的血行转移引发。

病理表现:脾转移瘤可发生在脾的静脉窦、红髓、白髓和小梁血管等处。呈结节型或弥漫型,为大小不等、境界清楚的病变。大结节可伴有液化坏死区,广泛性脾转移瘤引起脾均匀性增大。

临床表现:脾转移瘤患者大多数有原发肿瘤病史,常常伴有消瘦、乏力、低热、贫血等恶性肿瘤的晚期表现,少数患者可有左上腹疼痛,体检可发现脾轻至中度增大。

【影像学表现】

1.X 线表现 平片诊断价值不大,有时可见脾大。

2.CT 表现 CT 平扫表现为多发低密度占位性病变,少数可单发,形态多较规则。大病灶内可见坏死。增强扫描时,可见不同程度增强,使病变显示更加清楚。有时病灶内伴有出血,平扫病灶内出现斑片状高密度,如恶性黑色素瘤脾转移常合并病灶内出血。

3.MRI 表现 T_1WI 呈低信号,境界不清,如合并出血在 T_1W1 上为高信号;T_2WI 呈不均匀高信号,液化坏死区为更高信号。增强扫描同 CT 所见,显示不同程度的增强效果。当转移瘤囊变时,囊壁可有轻度强化。

【鉴别诊断】

需结合病史,与脾原发性肿瘤鉴别。

参考文献

[1]张淑芬.64 层螺旋 CT 诊断脾脏原发性肿瘤的临床分析(附 35 例报告)[J].医学影像学杂志,2014,24(4):661-664.

[2]陈永华,吴恩福,王宏清.脾脏原发性肿瘤的 CT 诊断[J].温州医学院学报,2012,42(4):378-380.

[3]蒋振宇,王吉,吴雪花,等.脾脏原发性肿瘤诊治(附 11 例报告)[J].浙江创伤外科,2011,16(3):363-364.

[4]刘博.脾脏原发性肿瘤32 例诊治分析[J].中国现代普通外科进展,2008,11(6):543-545.

罕少见病例篇

第十二章　胰腺肿瘤

第一节　胰腺淋巴管瘤

病例　女,10岁,代主诉:腹部不适3月余。横断位CT平扫图像,胰头、胰体部正常组织结构消失,见不规则囊状影,病灶向右后延续,其内见线状分隔(图12-1A)。横断位动脉期、静脉期CT图像显示分隔强化,囊性灶部分无强化(图12-1B、C)。横断位延迟期CT图像显示强化区域无明显减退(图12-1D)。冠状位静脉期、矢状位延迟期CT图像显示病灶基底部向胃小网膜囊区延伸(图12-1E、F)。腹膜后肿物组织学图像(图12-1G)和切除部分胰腺肿物组织学图像(图12-1H)均提示淋巴管瘤。

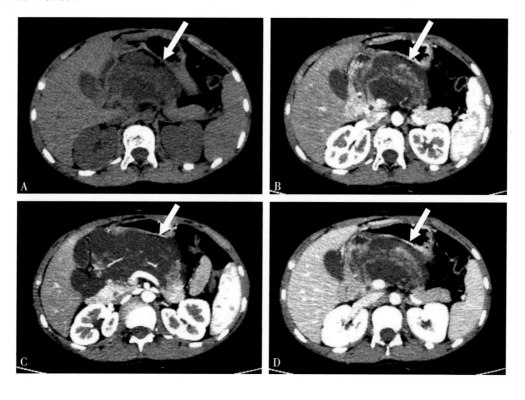

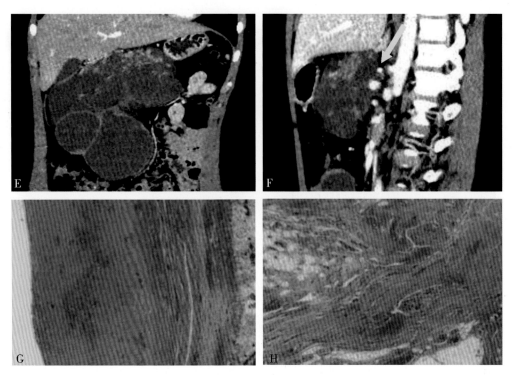

A.横断位 CT 平扫图像；B.横断位动脉期 CT 图像；C.横断位静脉期 CT 图像；D.横断位延迟期 CT 图像；
E.冠状位静脉期 CT 图像；F.矢状位延迟期 CT 图像；G、H.病理图像

图 12-1　胰腺淋巴管瘤 CT 及病理表现

诊断思路

　　10 岁女孩，以"腹部不适 3 月余"为代主诉入院。查体：腹部无压痛、反跳痛。CT 检查示胰头、胰体部及腹膜后多发囊性占位。行手术探查，术中所见与 CT 图像基本吻合，病灶无法行完全切除术，行部分切除术后，组织病理学提示（腹膜后+胰腺）淋巴管瘤。

临床要点

　　胰腺淋巴管瘤（pancreatic lymphangioma）是一种极为罕见的良性肿瘤，好发于儿童，占所有淋巴管瘤的 1% 以下。病理表现：淋巴管瘤可生长在胰腺实质内，也可生长于胰腺外，通过蒂和胰腺组织相连。典型表现为多房囊性病变，囊腔的大小差异很大，小的只能在显微镜下看到，大的直径可达 10 cm。囊内多有薄层分隔，可有浆液、血性浆液或乳糜液，内衬淋巴管上皮，可有薄的纤维组织被膜，罕有钙化。

【影像学表现】

　　1. CT 表现　　CT 平扫表现为好发于胰头颈部的薄壁、边缘清楚的囊状肿块，囊内容物呈水样密度或稍低密度，其内可见特征性分隔。增强扫描肿块囊壁及分隔呈轻至中度持续强化。

2. MRI 表现　MRI 扫描可见胰腺囊性肿块,T₂WI 信号一般高于脂肪,囊内分隔较薄且有轻度持续强化,罕有钙化,可呈"分叶状"。有时与胰腺其他的囊性肿瘤难以鉴别,需进行穿刺病理活检。

【鉴别诊断】

1. 胰腺囊腺瘤　通过影像学检查鉴别胰腺淋巴瘤与囊腺瘤较难,因二者均呈多囊分隔状肿块影。确诊有赖于病理鉴别,但 CT 检查可清晰显示病变大小、部位及与周围脏器关系,对手术方式选择有指导意义。

2. 胰腺假性囊肿　是急性胰腺炎的并发症,多由急性胰腺炎胰周积液的纤维化包裹所致。早期多无症状,较大时可产生压迫邻近脏器症状。上腹部可触及光滑、相对固定的肿块,触之有囊性波动感。合并感染时可有发热和触痛。CT 表现为局灶性圆形或卵圆形边界光滑的低密度影,增强扫描无明显强化。

3. 胰腺实性假乳头状瘤　多见于年轻女性,是一种少见的胰腺低度恶性肿瘤。病灶多位于胰体尾部。CT 扫描病灶可呈实性、囊实性或囊性,增强后病灶分界清,实性部分可有轻度强化。

第二节　胰腺脂肪瘤

病例 1　女,64 岁,主诉:宫腔镜术后 12 d,确诊子宫内膜样癌 4 d。横断位 CT 平扫图像,胰体部可见结节状脂肪密度影(图 12-2A)。矢状位 CT 平扫图像显示胰体部结节状脂肪密度影(图 12-2B)。冠状位 CT 平扫图像显示胰体部结节状脂肪密度影(图 12-2C)。冠状位动脉期 CT 图像显示肿块无明显强化,胰周血管无明显侵犯(图 12-2D)。横断位、矢状位动脉期 CT 图像显示肿块无明显强化,胰周血管无明显侵犯(图 12-2F)。横断位、冠状位静脉期 CT 图像显示肿块无明显强化,胰周血管无明显侵犯(图 12-2G、H)。

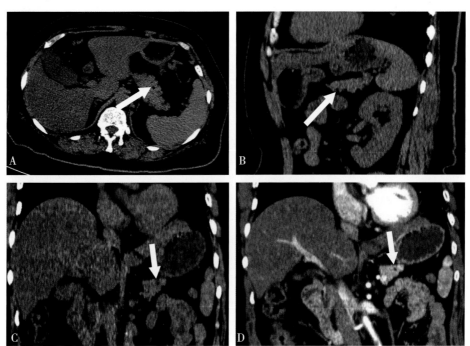

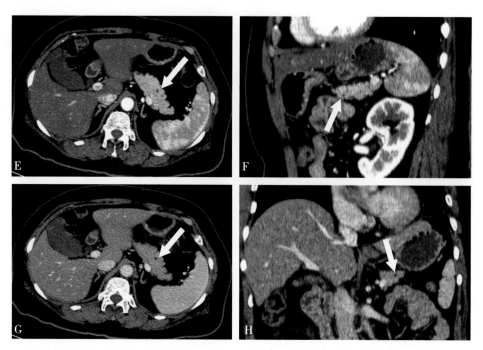

A. 横断位 CT 平扫图像；B. 矢状位 CT 平扫图像；C. 冠状位 CT 平扫图像；D. 冠状位动脉期 CT 图像；E. 横断位动脉期 CT 图像；F. 矢状位动脉期 CT 图像；G. 横断位静脉期 CT 图像；H. 冠状位静脉期 CT 图像

图 12-2　胰腺脂肪瘤 CT 表现（病例 1）

诊断思路▮▮▮

　　64 岁女性，以"宫腔镜术后 12 d，确诊子宫内膜样癌 4 d"为主诉入院。CT 示胰体部可见结节状脂肪密度影，增强后病灶无明显强化。诊断为胰腺脂肪瘤。

　　病例 2　男，53 岁，主诉：左肾根治性肾切除术后 2 年余。横断位 CT 平扫，胰颈部可见不规则脂肪密度肿块（图 12-3A、B）。横断位、矢状位、冠状位动脉期 CT 图像显示肿块无明显强化，胰周血管无明显侵犯（图 12-3C～E）。横断位、冠状位及矢状位静脉期 CT 图像，胰颈部可见不规则脂肪样无强化影（图 12-3F～H）。

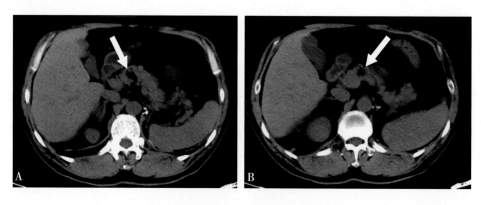

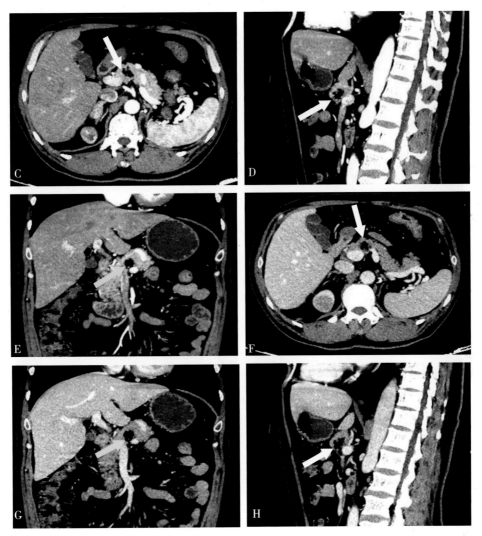

A、B. 横断位 CT 平扫图像；C. 横断位动脉期 CT 图像；D. 矢状位动脉期 CT 图像；E. 冠状位动脉期
CT 图像；F～H. 横断位、冠状位、矢状位静脉期 CT 图像

图 12-3　胰腺脂肪瘤 CT 表现（病例 2）

诊断思路

53 岁男性，以"左肾根治性肾切除术后 2 年余"为主诉入院。CT 扫描，胰颈部可见脂肪密度肿块影，增强未见明显强化。诊断为胰腺脂肪瘤。

病例 3　男，55 岁，主诉：阴茎部分切除术后 1 月余。横断位 CT 平扫图像，胰体部见斑片状脂肪密度影（图 12-4A）。横断位动脉期 CT 图像，病变未见强化（图 12-4B）。横断位静脉期 CT 图像病变未见强化（图 12-4C）。冠状位静脉期 CT 图像，病变未见强化（图 12-4D）。

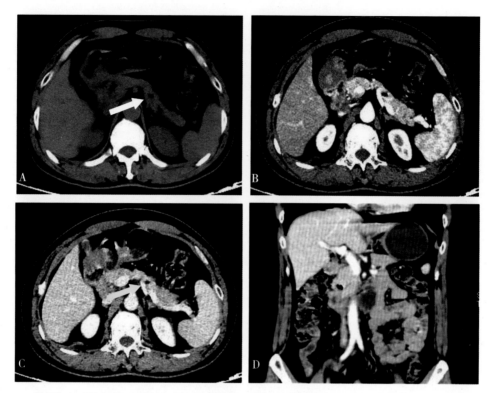

A.横断位 CT 平扫图像;B.横断位动脉期 CT 图像;C.横断位静脉期 CT 图像;D.冠状位静脉期 CT 图像

图 12-4　胰腺脂肪瘤 CT 表现(病例 3)

诊断思路

　　55 岁男性,以"阴茎部分切除术后 1 月余"为主诉入院。CT 示胰体部斑片状脂肪密度影,增强后病灶无明显强化。诊断胰腺脂肪瘤。

　　病例 4　女,39 岁,主诉:间断性腰痛 5 月余,确诊乳腺恶性肿瘤 3 月余。横断位 CT 平扫图像,胰体见小圆形低密度影,内含脂性成分(图 12-5A)。横断位动脉期 CT 图像显示肿块未见强化(图 12-5B)。横断位静脉期 CT 图像显示肿块未见强化(图 12-5C)。冠状位静脉期 CT 图像显示肿块未见强化(图 12-5D)。

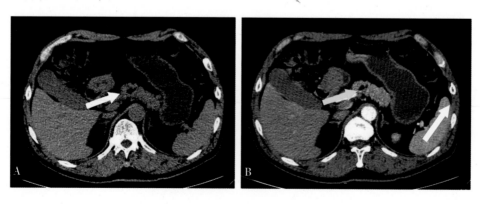

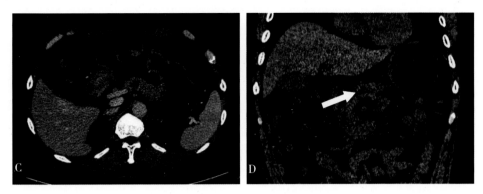

A.横断位 CT 平扫图像；B.横断位动脉期 CT 图像；C.横断位静脉期 CT 图像；D.冠状位静脉期 CT 图像

图 12-5 胰腺脂肪瘤 CT 表现（病例 4）

诊断思路

39 岁女性，以"间断性腰痛 5 月余，确诊乳腺恶性肿瘤 3 月余"为主诉入院。CT 示胰体部小圆形脂肪密度影，增强后病灶无明显强化。诊断为胰腺脂肪瘤。

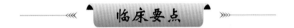

临床要点

胰腺脂肪瘤（pancreatic lipomyoma）是一种生长于胰腺实质内的良性肿瘤。腹腔脏器的脂肪瘤通常发生在消化道，在胰腺少见。临床常无明显症状，仅在其他上腹部影像学检查或手术时偶然发现。

病理表现：病理组织学上脂肪瘤由成熟的脂肪细胞组成，可有少量的纤维分隔，有薄层的胶原纤维被膜包绕，与周围组织界限清楚。

【影像学表现】

1. X 线表现 平片诊断价值不大。

2. CT 表现 CT 平扫表现为肿瘤呈密度均匀的低密度脂肪影，与皮下及腹腔肠系膜脂肪密度相近，形态规则，边界清晰，其内可见条线状分隔。肿块常位于胰腺实质内，与胰腺周围脂肪无关联。增强后肿瘤无明显强化。

3. MRI 表现 MRI 扫描表现为在 T_1WI 和 T_2WI 呈高信号且边界清晰的肿块，在 MRI 抑脂序列呈均匀低信号。增强后肿瘤无明显强化。

【鉴别诊断】

主要与胰腺脂肪肉瘤及畸胎瘤相鉴别。前者 CT 表现为脂肪和软组织密度相混杂的肿块，边缘模糊，同时可见到局部结构受侵或远处转移；后者 CT 表现为囊实性混杂密度肿块，其内可见到毛发、脂肪与钙化、骨骼影等。

第三节　　胰腺畸胎瘤

病例　男,69 岁,主诉:间断上腹疼痛 3 月余,伴乏力、心慌。横断位 CT 平扫图像显示胰腺走行自然,胰管无扩张,胰头部可见一类圆形脂肪密度影,边界清(图 12-6A)。横断位静脉期 CT 图像显示增强未见明显强化(图 12-6B)。冠状位及矢状位静脉期 CT 图像,胰头部均可见类圆形脂肪样密度影(图 12-6C、D)。

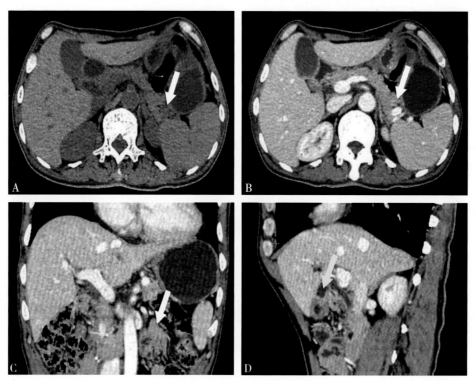

A. 横断位 CT 平扫图像;B. 横断位静脉期 CT 图像;C. 冠状位静脉期 CT 图像;D. 矢状位静脉期 CT 图像

图 12-6　胰腺畸胎瘤 CT 表现

诊断思路

患者以"间断上腹疼痛 3 月余"为主诉入院,CT 可见胰头部脂肪样密度影,结合辅助检查结果,初步诊断为胰腺畸胎瘤。

临床要点

胰腺畸胎瘤(pancreatic teratoma)是非常罕见的胰腺良性病变。起源于外胚层胚胎残留组织的多能干细胞。根据肿瘤的大小及生长的部位可出现不同的症状,但均无特异性。病理表现:胰腺畸胎瘤通常同时有囊实性成分,如毛发、牙齿、钙化、软骨和皮肤附属器(毛囊、汗腺及皮脂腺成分)等。

【影像学表现】

1. CT 表现　胰腺畸胎瘤的影像学表现具有特征性。其 CT 影像学表现取决于肿瘤内各种成分的比例,常为多种成分同时出现,如脂肪成分、实质性成分、囊性成分、牙齿、骨骼、钙化等,有时可出现气-液平面。CT 主要表现为形态规则,边缘清晰,囊肿呈液性密度,伴或不伴薄而均匀的分隔,囊壁厚薄均匀。增强扫描囊内分隔及囊壁可呈中度强化。囊壁钙化和囊内脂肪成分是其特征性表现。

2. MRI 表现　在 MRI 成像中,含脂肪畸胎瘤的区域在所有序列中都显示出脂肪信号强度(T_1 和 T_2 加权图像上均为高信号,脂肪抑制序列和反相位序列图像上的信号降低)。

【鉴别诊断】

1. 胰腺假性囊肿　常继发于急性胰腺炎、外伤、手术等。CT 表现为均匀、水样密度的囊性病变,呈圆形或卵圆形,大多单房,囊壁均匀,可厚可薄,增强囊壁不同程度强化,内无强化。

2. 胰腺浆液性囊腺瘤　囊壁较厚且不规则,增强可见囊内富有血管的分隔。典型浆液性囊腺瘤中心见星状纤维"瘢痕样"改变。

3. 实性假乳头状瘤　为囊实性包块,边界清晰,包膜可有钙化,肿瘤内可伴出血,强化程度低,呈渐进性。

第四节　胰母细胞瘤

病例　男,4 岁,代主诉:腹痛 2 d。横断位 CT 平扫图像,胰腺区见团块状软组织密度影,最大横截面约 92 mm×34 mm,胰体尾部显示不清(图 12-7A)。横断位动脉期 CT 图像显示,明显不均匀强化,中心见未强化坏死区(图 12-7B、C)。横断位静脉期 CT 图像,胰腺内见不规则软组织影,增强后轻度强化,中心见未强化坏死区(图 12-7D、E)。冠状位静脉期 CT 图像显示软组织肿块向左下腹腔延伸为一类圆形软组织团块影,最大横截面约 73 mm×52 mm,其内见点状高密度影,边缘清晰,增强明显不均匀强化,门静脉主干被包绕(图 12-7F、G)。病理活检结果证实为胰母细胞瘤(图 12-7H)。

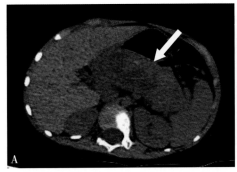
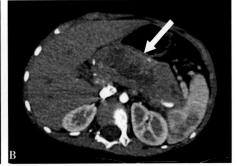

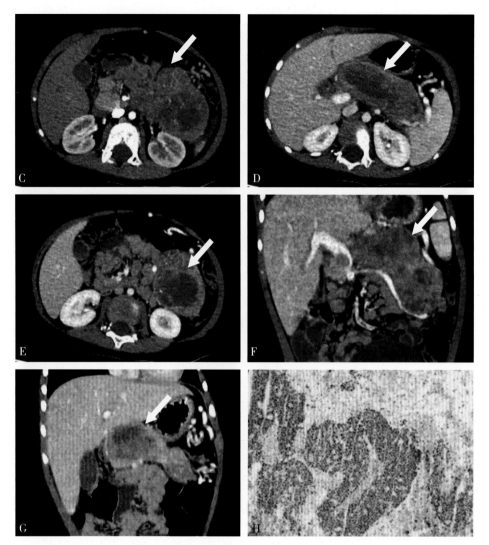

A. 横断位 CT 平扫图像；B、C. 横断位动脉期 CT 图像；D、E. 横断位静脉期 CT 图像；F、G. 冠状位静脉期 CT 图像；H. 病理图像

图 12-7　胰母细胞瘤 CT 及病理表现

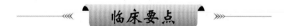

　诊断思路

　　4 岁男孩，以代主诉"腹痛 2 d"入院。查体：左上腹可触及一包块。实验室检查：AFP 88.93 ng/mL。CT 示胰腺区占位。结合患者年龄、实验室检查、影像学检查结果，初步诊断为胰母细胞瘤。

━━━━◁◁◁ 临床要点 ▷▷▷━━━━

　　胰母细胞瘤（pancreatoblastoma）极为罕见，大部分在少儿发病，发病机制不明，一般认为起源于原始多功能干细胞的及起源于腹侧胰腺（胰头）的较起源于背侧胰腺（胰尾）的预后好。病理表现：胰母细胞瘤由腺泡状、小梁状或实体状上皮组织组成，由致密的基质带和独特的鳞状小体分隔。腺泡区由围绕管腔的柱状或立方状细胞组成。在实体和腺体区域散布着被称为鳞状小体的细胞岛,这是胰母细胞瘤最明显的特征之一。

【影像学表现】

CT 表现:胰母细胞瘤影像学缺乏特征性,常见的影像表现是肿瘤体积较大、边界较清、有完整或不完整包膜、呈多分叶状的多房性囊性肿块,肿块可强化,常伴有区域性钙化、出血、坏死及囊变,常可见"沙粒状"钙化。CT 扫描时可见分隔状的强化。"分叶征"是胰母细胞瘤的特征性表现,但出现率不高,确诊依靠穿刺活检。

【鉴别诊断】

影像学表现缺乏特征性,确诊需要病理组织学检查。

第五节　胰腺神经鞘瘤

病例　男,30 岁,主诉:呕吐 1 月余。横断位 CT 平扫图像显示肝门部及胰头区见囊状低密度影,边界尚清(图 12-8A)。横断位动脉期 CT 图像显示,增强后未见明显强化,周围血管呈推压改变(图 12-8B)。横断位静脉期 CT 图像显示增强后未见明显强化,周围血管呈推压改变(图 12-8C、D)。冠状位、矢状位静脉期 CT 图像均可见肝门部、胰头区不规则囊状低密度影(图 12-8E ~ G)。病理活检结果为腹膜后胰腺神经鞘瘤(图 12-8H)。

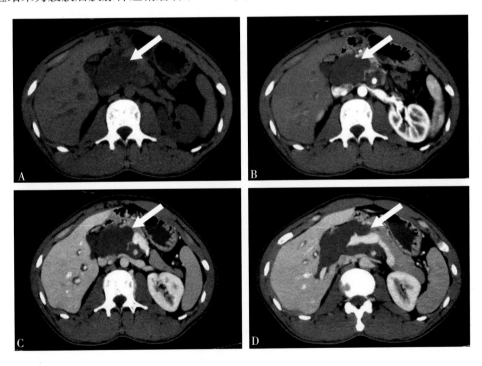

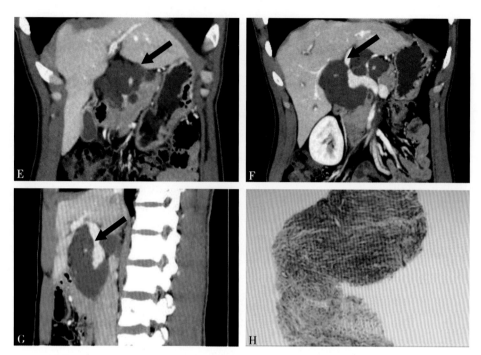

A. 横断位 CT 平扫图像；B. 横断位动脉期 CT 图像；C、D. 横断位静脉期 CT 图像；E、F. 冠状位静脉
期 CT 图像；G. 矢状位静脉期 CT 图像；H. 病理图像

图 12-8　胰腺神经鞘瘤 CT 及病理表现

诊断思路

　　30 岁男性，以"呕吐 1 月余"为主诉入院。1 个月前无明显诱因出现呕吐，伴呃逆，晨起较重，阵发性右胸刺痛，左肩疼痛。CT 示腹腔后（胰头、肝门区）多发囊性病变，囊壁菲薄。初步诊断为腹膜后胰腺神经源性肿瘤或腹膜后胰腺淋巴管瘤。最后穿刺活检确诊为腹膜后胰腺神经鞘瘤。

临床要点

　　神经鞘瘤（neurilemmoma）又称施万细胞瘤。神经鞘瘤来源于交感和副交感神经纤维的施万细胞，胰腺发病少见，多位于胰头。病理表现：胰腺神经鞘瘤常有被膜包覆，组织学上由两种成分构成：Antoni A 型主要是结构规则的细胞成分，Antoni B 型主要是缺乏细胞的疏松组织。

【影像学表现】

　　1. CT 表现　肿瘤多为边界清晰，包膜完整，CT 值在 0 ~ 30 Hu 的低密度病灶，通常呈均匀密度或花斑状。增强可见有或无强化表现。

　　2. MRI 表现　MRI 上胰腺神经鞘瘤有特征性表现：典型的包膜，T_1WI 为低信号，T_2WI 为高信号。除了磁共振信号强度外，MRI 还可通过分析肿块与血管的关系，确定病灶的恶性程度。

　　但是，以上手段都不能很好地鉴别其他胰腺囊性疾病，影像引导下穿刺活检是目前确诊胰腺神经鞘瘤的唯一手段。

【鉴别诊断】

胰腺神经鞘瘤的影像表现与胰腺假性囊肿、胰腺囊腺瘤等相似,极易误诊。确诊需要病理组织学检查。

第六节　胰腺淋巴瘤

病例　女,53 岁,主诉:腹痛 2 月余,加重 2 个月。横断位 CT 平扫图像显示胰体部见巨大软组织肿块影,内见多发囊变坏死影(图 12-9A)。横断位动脉期 CT 图像显示增强后轻度不均匀强化,侵及肝门、腹膜后,周围间隙不清,胰尾部胰管扩张,肝内胆管扩张,胰头未见异常。肠系膜、腹膜后可见多发增大淋巴结影(图 12-9B ~ E)。冠状位动脉期 CT 图像显示增强后轻度不均匀强化(图 12-9F、G)。矢状位动脉期 CT 图像显示增强后轻度不均匀强化(图 12-9H)。

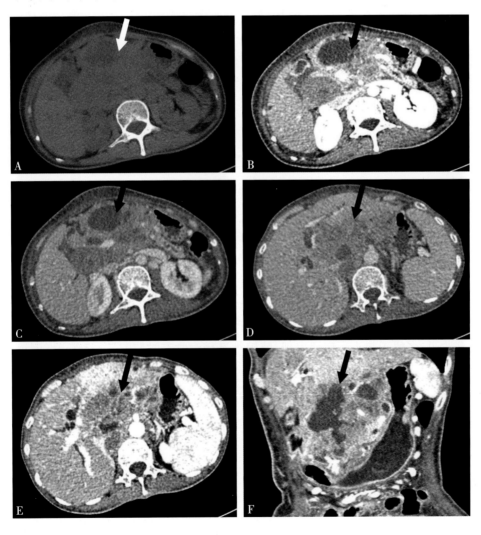

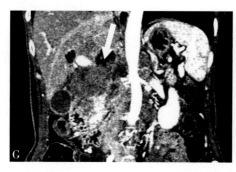
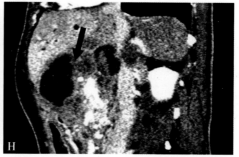

A.横断位 CT 平扫图像;B~E.横断位动脉期 CT 图像;F、G.冠状位动脉期 CT 图像;H.矢状位动脉期 CT 图像

图 12-9　胰腺淋巴瘤 CT 表现

診断思路

53 岁女性,以"腹痛 2 月余,加重 2 个月"为主诉入院。2 个多月前饭后出现上腹部疼痛,加重 2 个月,呈饱餐后慢性钝痛,并向腰背部放射,伴盗汗,无发热、恶心、呕吐、腹泻、黄疸。MRI 示胰腺近体部实性团块及腹膜后多发淋巴结,考虑淋巴瘤,包绕胰腺周围血管,压迫脾静脉。经皮肿物穿刺病理示胰腺弥漫大 B 细胞淋巴瘤。诊断为胰腺淋巴瘤(弥漫大 B 细胞淋巴瘤,考虑生发中心来源)。

临床要点

在非霍奇金淋巴瘤(non-Hodgkin lymphoma,NHL)中,起源于淋巴结外者约占 20%。胰腺受累仅占 1% 以下,且大多为全身 NHL 的一部分,原发于胰腺或以胰腺为主的 NHL 更为罕见。艾滋病患者的 NHL 累及胰腺的比例显著增高,病理表现为在胰腺内弥漫浸润或在局部形成肿块,肿瘤细胞呈圆形,胞质稀少,体现出肉瘤的特点。胰腺淋巴瘤分为原发性和继发性胰腺淋巴瘤。

【影像学表现】

1.CT 表现　胰腺淋巴瘤在影像学上有两种表现形式。①病变弥漫浸润,表现为胰腺增大;②胰腺内可见局限性低密度肿块,边界清晰、密度均匀。CT 检查显示,胰腺淋巴瘤与正常胰腺实质相比,平扫 CT 呈等或稍低密度,密度均匀。增强扫描示病变乏血供。病变区罕有坏死、出血或钙化,部分患者可有胆管扩张。在腹膜后及腹腔内可有肿大淋巴结。

2.MRI 表现　MRI 上肿瘤 T_1WI 呈低信号,T_2WI 呈等或高信号,DWI 呈明显高信号,肿瘤 ADC 值明显低于正常胰腺组织。

【鉴别诊断】

1.胰腺癌　胰腺癌体积较小,密度不均,可有坏死囊变;增强后动脉期呈边缘强化,静脉期呈渐进性逐渐向内充填;伴有远端腺体的萎缩,胰管、胆管明显扩张;胰腺癌具有噬血管、噬神经生长特点,常侵犯邻近血管;胰腺癌几乎无左肾静脉以下淋巴结肿大,多伴有肝转移,转移瘤表现为乏血供,病灶内易坏死液化。胰腺淋巴瘤体积较大,胰管、胆管无明显扩张或仅轻度扩张,强化均匀,包绕周围血管但无明显狭窄及栓塞,胰体尾部无明显萎缩。淋巴瘤可累及全身多个区域淋巴结。

2.急性胰腺炎 弥漫浸润型胰腺淋巴瘤表现为胰腺弥漫性增大,需与急性胰腺炎鉴别。典型的急性胰腺炎伴有胰周脂肪间隙的模糊及胰周渗出,炎症可累及腹膜后与肠系膜根部,急性重症胰腺炎可见胰管的断裂,而胰腺淋巴瘤无或较少有胰周的炎症,且无胰管的断裂。如果伴有胰周及腹膜后淋巴结肿大,更容易排除急性胰腺炎的可能。

第七节　胰腺肉瘤

病例1　男,58 岁,主诉:发现胰腺占位 2 周余。横断位动脉期 CT 图像显示胰体部团状软组织密度肿块影,密度不均匀,与周围组织分界不清(图 12-10A、B)。横断位静脉期 CT 图像显示肿块增强,可见轻度不均匀强化(图 12-10C、D)。冠状位静脉期 CT 图像显示肿块呈轻度不均匀强化(图 12-10E、F)。矢状位静脉期 CT 图像显示肿块呈轻度不均匀强化(图 12-10G)。病理结果证实为胰腺肉瘤(图 12-10H)。

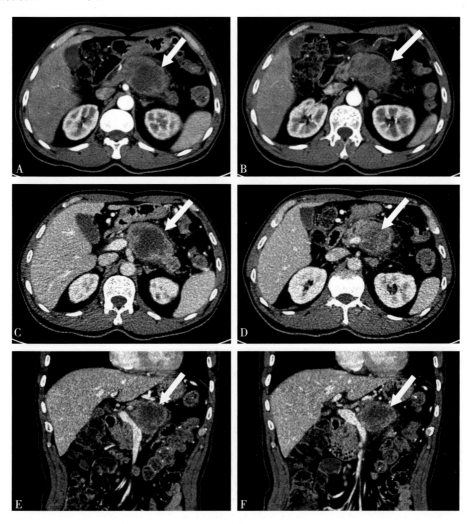

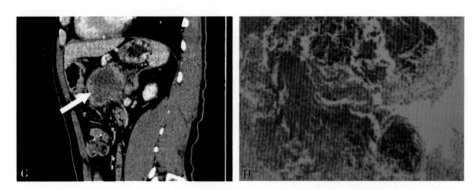

A、B.横断位动脉期 CT 图像；C、D.横断位静脉期 CT 图像；E、F.冠状位静脉期 CT 图像；G.矢状
位静脉期 CT 图像；H.病理图像

图 12-10　胰腺肉瘤 CT 及病理表现（病例1）

诊断思路

　　58 岁男性，以"发现胰腺占位 2 周余"为主诉入院。位于胰体部的较大肿块，其内见坏死，增强扫描呈轻度不均匀强化，初步诊断考虑为胰腺神经内分泌肿瘤。胰腺穿刺活检提示低分化癌，结合形态与免疫组化结果判断，符合胰腺肉瘤样癌。

　　病例 2　男，83 岁，主诉：发现间断性上腹部疼痛半月余。横断位 CT 平扫图像显示胰头增大，其内可见团状软组织密度肿块影，与周围组织分界不清（图 12-11A）。横断位动脉期 CT 图像显示肿块病灶呈轻度不均匀强化，主胰管明显扩张（图 12-11B ~ D）。横断位静脉期 CT 图像显示肿状病灶呈轻度不均匀强化，主胰管明显扩张（图 12-11E、F）。病理结果证实为胰腺肉瘤（图 12-11G、H）。

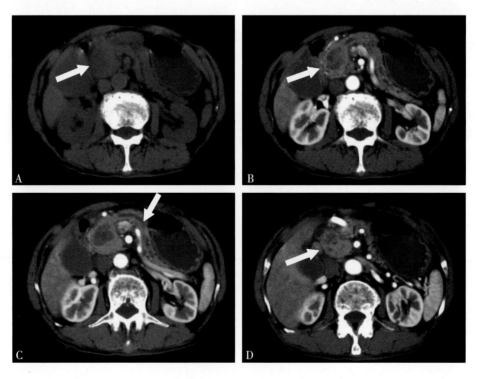

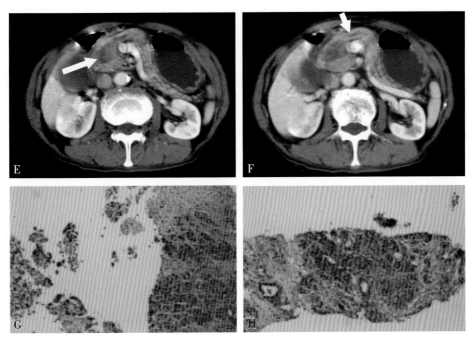

A.横断位 CT 平扫图像;B～D.横断位动脉期 CT 图像;E、F.横断位静脉期 CT 图像;G、H.病理图像

图 12-11　胰腺肉瘤 CT 及病理表现(病例 2)

诊断思路

83 岁男性,以"发现间断性上腹部疼痛半月余"为主诉入院。位于胰体的较大肿块,其内见坏死,增强扫描呈轻度不均匀强化。胰腺穿刺活检提示恶性肿瘤,结合免疫组化结果判断,符合胰腺肉瘤样癌。

临床要点

胰腺肉瘤可发生肉瘤样分化,腹膜后的肉瘤也可侵犯胰腺,但胰腺原发性肉瘤罕见,包括原发性未分化肉瘤、纤维肉瘤、恶性纤维组织细胞瘤、卡波西肉瘤以及平滑肌肉瘤。平滑肌肉瘤起源于胰腺导管或血管的平滑肌细胞。胰腺肉瘤恶性程度高,转移早,较易发生肝转移。

【影像学表现】

胰腺肉瘤表现多种多样,可表现为均匀实性肿块,也可表现为不均质的肿块。CT、MRI 增强扫描肿块常呈显著的不均匀强化,周边血供丰富,中央常有坏死组织。有时胰腺肉瘤与胰腺癌不易鉴别,需经过病理检查确诊。

【鉴别诊断】

1.胰腺癌　胰腺癌是最常见的胰腺恶性肿瘤,多位于胰头部,体积较小,直径为 2～3 cm,其内部较少出现坏死囊变,为乏血供肿瘤。

2. 胰腺神经内分泌肿瘤　其中非功能性胰腺神经内分泌肿瘤通常体积较大,但其动脉期实性成分强化通常高于正常胰腺组织,相邻组织和血管被压迫或发生推移改变,与胰腺肉瘤的直接侵犯不同。

3. 胰腺黏液性囊腺癌　中老年女性多见,好发于胰体尾部,可为单囊或多囊性厚壁肿块,或伴有钙化,坏死少见,增强后实性部分可明显强化。

4. 胰腺实性假乳头状肿瘤　多见于年轻女性,囊变多见,常伴有钙化出血,实性部分漂浮于囊内所形成的"浮云征"为其特征性表现。胆管及胰管多无扩张,且较少出现周围组织侵犯及转移征象。

第八节　胰腺腺鳞癌

病例　女,48岁,主诉:间断腹痛2月余。横断位CT平扫图像显示胰尾多发不规则低密度影(图12-12A)。横断位动脉期CT图像显示肿块呈轻度不均匀强化,胰尾周围见渗出影,脂肪间隙不清;左肾周筋膜增厚(图12-12B、C)。冠状位、矢状位动脉期CT图像显示肿块呈轻度不均匀强化(图12-12D～F)。

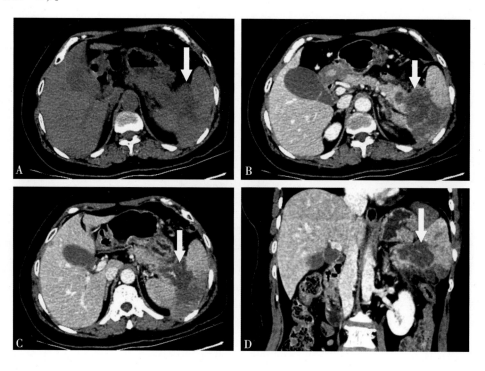

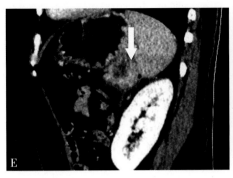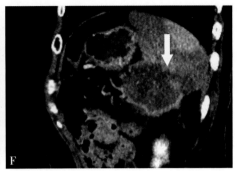

A.横断位 CT 平扫图像;B、C.横断位动脉期 CT 图像;D.冠状位动脉期 CT 图像;E、F.矢状位动脉期 CT 图像

图 12-12　胰腺腺鳞癌 CT 表现

诊断思路

48 岁女性,以"间断腹痛 2 月余"为主诉入院。2 个月前无明显诱因出现阵发性上腹部及左上腹痛,伴腰背部疼痛、恶心、出汗,无发热,小便发黄。目前 2 d 体重减轻 7 kg。结合病理活检结果,诊断为胰腺腺鳞癌。

临床要点

腺鳞癌(adenosquamous carcinoma)是临床上少见的恶性肿瘤之一,由腺癌和鳞癌成分混合形成。胰腺癌绝大多数为腺癌,腺鳞癌相对少见,据报道仅占全部胰腺癌的 4% 左右。关于腺鳞癌的组织学起源有不同的假说:①在腺癌基础上发生鳞状上皮化生;②异位的鳞状上皮发生恶变;③一种能分化为鳞状细胞或腺细胞的干细胞发生恶变。胰腺腺鳞癌的发病年龄常见于 50~60 岁。本病预后不佳,无论手术与否,生存期短,平均 6 个月。胰腺腺鳞癌临床表现与胰腺腺癌相似,包括腹痛、体重减轻、黄疸等。

【影像学表现】

CT 表现:腺鳞癌可发生于胰腺任何部位,胰头发生率略高,肿块边界清晰,CT、MRI 增强扫描可见周围轻度强化,中心呈囊性低密度。病变容易侵犯门静脉和肠系膜。腺鳞癌在影像学上与胰腺腺癌难以鉴别。

【鉴别诊断】

1. 实性假乳头状瘤　常发生于年轻女性,肿块多呈膨胀性生长,边界清晰,可发生囊变坏死及钙化。通常因肿块较大,压迫胆、胰管发生梗阻,较少侵犯胆、胰管。而胰腺腺鳞癌呈恶性浸润性生长,边界模糊,肿块多累及胆、胰管发生扩张,较少出现钙化。胰腺腺鳞癌 CA19-9 升高也有助于两者的鉴别诊断。

2.胰腺无功能性神经内分泌肿瘤　其体积大、易囊变坏死,但神经内分泌肿瘤钙化相对更多见,最重要的特征是增强后明显强化,强化程度高于胰腺正常实质。胰腺腺泡细胞癌 CT 表现为低密度,可有中央坏死区,强化较胰腺实质弱,包膜不完整,约 27% 患者 AFP 升高。

第九节　胰腺浆细胞瘤

　　病例　男,59 岁,主诉:间断水肿 3 月余,腹腔积液 8 d。横断位 CT 平扫图像显示胰腺内片状低密度影,胰腺体积增大,胰周脂肪间隙模糊(图 12−13A)。横断位动脉期 CT 图像(图 12−13B、D)、横断位静脉期 CT 图像(图 12−13C、E)显示,增强肿块可见轻度强化,脾动脉及静脉血管受侵蚀。冠状位、矢状位静脉期 CT 图像显示肿块轻度强化(图 12−13F ～ H)。

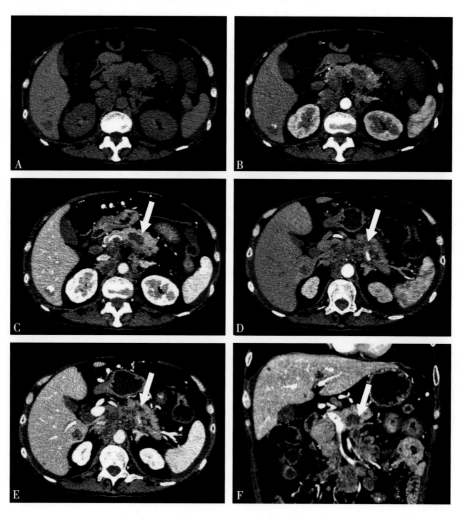

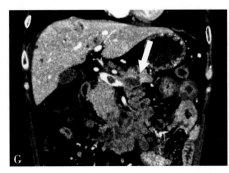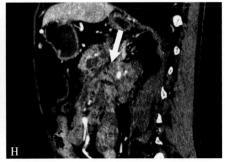

A. 横断位 CT 平扫图像；B. 横断位动脉期 CT 图像；C. 横断位静脉期 CT 图像；D. 横断位动脉期 CT 图像；E. 横断位静脉期 CT 图像；F、G. 冠状位静脉期 CT 图像；H. 矢状位静脉期 CT 图像

图 12-13 胰腺浆细胞瘤 CT 表现

诊断思路

59 岁男性，以"间断水肿 3 月余，腹腔积液 8 d"为主诉入院。3 个月前因颜面部水肿就诊。骨髓涂片细胞学检查示骨髓增生活跃。结合穿刺检查结果，初步诊断为胰腺浆细胞瘤。

临床要点

胰腺浆细胞瘤（plasmocytoma）：髓外的浆细胞瘤是发生于骨髓外的浆细胞肿瘤，好发于鼻咽、上呼吸道、胃肠道固有层及淋巴结等部位，发生于胰腺者罕见。胰腺浆细胞瘤对放疗敏感度相对较高，可不必手术。

【影像学表现】

CT 表现：本病影像学上缺乏特征性，可表现为阻塞胆总管的胰头软组织肿块，胰腺其他部位也可受侵或整个胰腺弥漫受侵。一般胰腺多发的肿块提示转移瘤可能，但如果患者有多发骨髓瘤病史，应考虑胰腺浆细胞瘤。

【鉴别诊断】

1. 胰腺癌 胰腺癌较多见于胰头，CT 平扫为等或低密度，MRI 为 T_1WI 低信号、T_2WI 稍高信号。增强后正常胰腺实质明显强化，而胰腺癌为乏血供肿瘤，仅轻度强化。另可见远端胰腺萎缩，胰管、胆管扩张，侵犯血管及淋巴结，肝转移等征象。

2. 淋巴瘤 胰腺淋巴瘤非常少见，可表现为局部边界清楚的肿块，轻度均匀强化或累及整个胰腺的浸润性生长，类似胰腺炎改变，胰腺周围通常可见肿大淋巴结，并可有全身弥漫性淋巴结肿大。

3. 胰腺转移瘤 胰腺的转移瘤可为局灶性、多灶性或弥漫受累，影像表现与原发灶类似，并可见原发灶及其他多脏器的转移。

参考文献

[1] MANNING M A, SRIVASTAVA A, PAAL E E, et al. Nonepithelial neoplasms of the pancreas: radiologic-pathologic correlation, part 1—benign tumors: from the radiologic pathology archives[J]. RadioGraphics,2016,36(1),123-141.

[2] 刘伟,嵇鸣,卢峰. 胰腺脂肪瘤一例[J]. 中国医学计算机成像杂志,2010,16(2):178-179.

[3] CHUNG E M, TRAVIS M D, CONRAN R M. Pancreatic tumors in children: radiologic-pathologic correlation[J]. RadioGraphics,2006(4),26:1211-1238.

[4] QIU L, TROUT A T, AYYALA R S, et al. Pancreatic masses in children and young adults: multimodality review with pathologic correlation[J]. Radiographics,2021;41(6):1766-1784.

[5] MANNING M A, PAAL E E, SRIVASTAVA A, et al. Nonepithelial neoplasms of the pancreas, part 2: malignant tumors and tumors of uncertain malignant potential from the radiologic pathology archives [J]. Radiographics,2018;38(4):1047-1072.

[6] 李子园,史大鹏,付芳芳,等. 胰腺肉瘤样癌的影像学特征[J]. 临床放射学杂志,2021,40(8):1521-1525.

第十三章 胰腺其他疾病

第一节 胰腺囊性棘球蚴病

病例 1　男,48 岁,主诉:上中腹部饱胀感伴隐痛 3 d。包虫皮内试验(Casoni test)强阳性,出现延迟反应。CT 平扫图像可见胰尾部类圆形囊样稍高密度,灶周可见包膜弧形钙化,囊壁可见结节状软组织增厚改变,病灶突出于胰腺轮廓之外(图 13-1A)。CT 增强扫描后未见明显强化(图 13-1B)。冠状位重建,可见肝类似囊性病变,边缘壁"结节样"改变(图 13-1C)。MRI 检查,常规 T_1WI 病灶呈稍长 T_1 信号,灶周可见环形等 T_1 信号包膜(图 13-1D);T_2WI 抑脂图像显示胰尾部形态不规则稍长 T_2 信号,病灶周围可见环形长 T_2 信号,边缘光整(图 13-1E)。DWI 图像显示病灶中心等信号,周边囊壁高信号,提示局部弥散受限(图 13-1F)。

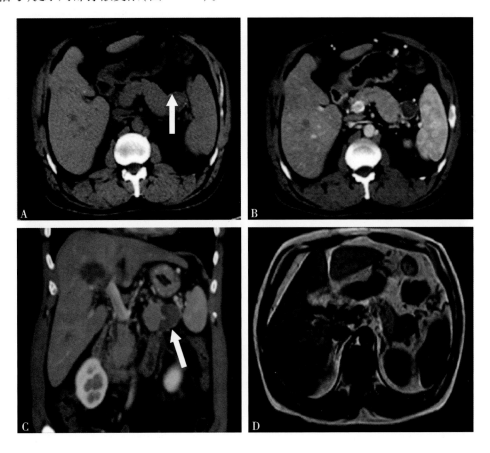

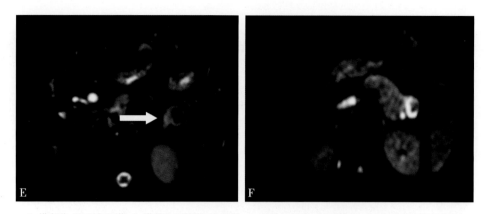

A. 横断位 CT 平扫图像；B. 横断位动脉期 CT 图像；C. 冠状位重建 CT 图像；D. T₁WI；E. T₂WI；F. DWI

图 13-1　胰腺囊性棘球蚴病 CT 及 MRI 表现

诊断思路

48 岁男性，以"上中腹部饱胀感伴隐痛 3 d"为主诉入院，包虫皮内试验呈强阳性，出现延迟反应。CT 显示胰尾部呈类圆形稍高密度囊性结节，边缘弧形钙化，囊壁可见结节状软组织增厚改变，病灶突出于胰腺轮廓之外，增强扫描后未见明显强化。MRI 检查病灶呈稍长 T_1 信号。灶周环形等 T_1 信号包膜，T_2WI 抑脂图像显示病灶呈不规则稍长 T_2 信号，病灶周围呈环形长 T_2 信号。DWI 图像显示病灶中心等信号，周边囊壁高信号。影像诊断考虑为肝脏及胰腺囊性病变，包虫囊肿可能。术后病理证实胰腺棘球蚴病。

病例 2　女，50 岁，主诉：上中腹部饱胀感伴隐痛半月余。体格检查：皮肤轻度黄染，右上腹压痛。包虫皮内试验强阳性，出现延迟反应。患者自诉有牧区生活史。CT 平扫图像可见肝脏及胰腺头颈层面均显示不规则囊实性稍低密度，边界不清，内可见散在斑点状钙化，部分囊性病灶周边环形钙化，胰头部病灶累及肝门（图 13-2A、B）。增强扫描后病灶轻度不均匀强化，门静脉及胆管不同程度受侵，肝内胆管扩张，肝门及腹膜后均未见肿大淋巴结（图 13-2C、D）。

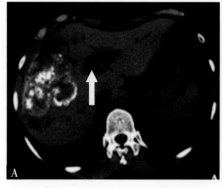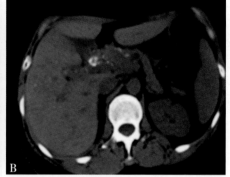

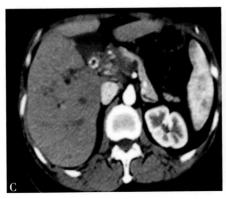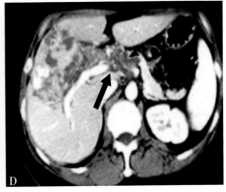

A、B. 横断位 CT 平扫图像；C. 横断位动脉期 CT 图像；D. 横断位静脉期 CT 图像

图 13-2　胰腺囊性棘球蚴病 CT 表现

诊断思路

　　50 岁女性，腹部 CT 平扫可见肝脏及胰腺头颈层面均显示不规则囊实性稍低密度影，内可见散在多发斑点钙化灶，部分囊性病灶周边可见环形钙化，胰头部层面病灶累及肝门，增强扫描后病灶轻度不均匀强化改变。结合患者有牧区生活史，包虫皮内试验强阳性，出现延迟反应，综合考虑胰腺囊性棘球蚴病。

临床要点

　　棘球蚴病又称包虫病，是一种人畜共患的寄生虫病。该病由细粒棘球绦虫的幼虫感染人体所致。临床症状为上腹部肿块，并进行性增大、疼痛、消瘦、黄疸等，且包虫皮内试验阳性。在胰头、胰体和胰尾部均可发生，可见单发或多发圆形囊性占位，且少数可见"囊中囊"现象，即母囊内出现子囊。凡是来自棘球蚴病流行区并有羊、狗密切接触史的患者，CT 发现胰腺囊性占位病变、包虫皮内试验阳性，结合临床症状、体征，应考虑本病。此病可涉及任何器官，肝与肺是最常见的受累器官，占 90%；较少受累（<10% 的情况下）的器官是肌肉、骨骼、肾、脑、脾，胰腺棘球蚴病是最罕见的。

【影像学表现】

　　1. X 线表现　腹部 X 线平片对诊断胰腺棘球蚴病价值有限。当病灶有多发明显钙化时，X 线平片可显示上中腹部钙化影，合并肝脏病变时，可见肝区钙化影。

　　2. CT 表现　通常胰腺棘球蚴病以囊型多见，典型表现为囊壁或囊内钙化、双层囊壁，囊内含有子囊，且子囊内的密度低于母囊，子囊与母囊部分或全部分离时可见"双边征""天幕征""水蛇征"及"飘带征"等，增强扫描动脉期、静脉期及延时期均未见明显强化。棘球蚴病的 CT 征象分为单发型、多发型、感染型、钙化型、实变型、破裂型与含子囊型。单发型的影像学表现为尾部单囊肾型低密度影，边界清晰，横断面显示囊壁局部结节状增厚改变，病变与胰腺其他囊性病变鉴别困难，但根据囊壁结节状软组织密度及包虫皮内试验阳性有助于该疾病的诊断。多发型影像学表现为"蜂房样"排列,且部分囊壁破裂呈"飘带征",母囊内可见多发"葡萄串样"子囊影,与文献报道类似,具有典型的包虫囊肿的影像学特征,诊断相对容易。感染型、钙化型、实变型表现为胰头部及肝门部位的混杂密度实变影,并可见散在边缘钙化灶。

3.超声表现　胰腺囊性棘球蚴病多表现为胰腺内的无回声区,回声多不均匀,有包膜,边界光滑,伴有钙化者,可见强回声伴声影。胰腺囊实性棘球蚴病多表现为混合回声肿物,与胰腺占位鉴别困难。

4.MRI表现　囊性棘球蚴病常规 T_1WI 病灶通常呈稍长 T_1 信号,灶周可见环形等 T_1 信号包膜, T_2WI 呈长 T_2 信号, T_2WI 抑脂图像呈稍长 T_2 信号,病灶周围可见环形长 T_2 信号,边缘光整。DWI图像显示病灶中心等信号,周边囊壁高信号,提示局部弥散受限。

【鉴别诊断】

1.胰腺浆液性/黏液性囊腺瘤　患者可无明显临床症状或仅表现为上腹胀痛及隐痛,当肿块较大时,可表现为上腹扪及包块。影像检查多为边缘光滑、境界清楚的液性密度灶,多为分叶型,多房囊性表现,可有壁结节,增强扫描囊壁、间隔及壁结节可有强化。囊壁及壁结节明显增厚则提示有恶性可能。

2.胰腺实性假性乳头状瘤　好发于中青年女性。多有包膜,呈囊实性改变,边缘可见点状钙化,CT增强扫描实性部分呈明显渐进性强化。在 T_1WI 和 T_2WI 上呈高低混杂信号,边界多较清晰,实性部分早期轻度不均匀强化,静脉期及平衡期呈渐进性、不均匀填充,强化程度低于正常胰腺,囊性成分不强化。

3.胰腺真性囊肿/假性囊肿　真性囊肿多无临床症状,病灶较小时位于胰腺实质内,体积较大时可突出于胰腺实质外,增强扫描多无强化,囊壁可有点状钙化或无钙化。假性囊肿多为急性或慢性胰腺炎的合并症,囊肿壁稍厚,周围可有渗出,且多合并有胰腺炎的影像表现。

4.胰腺导管内乳头状黏液性肿瘤　早期临床症状无特异性,主要为上腹痛、乏力、体重减轻等。胰腺导管内乳头状黏液性肿瘤的典型表现为主胰管或分支胰管不同程度地扩张,囊性病变有或无实性成分(壁结节或分隔),囊性成分无强化,实性部分轻、中度强化。

5.胰腺转移性肿瘤　临床表现与原发病灶相关。转移瘤多位于胰腺实质内,可单发亦可多发,病灶边界不清,与正常胰腺实质分界不清,CT平扫实质多呈稍低密度,增强检查多呈轻、中度强化,较少发生钙化。MRI检查与CT检查类似。

第二节　遗传性血色病

病例　女,58岁,主诉:确诊骨髓增生异常综合征4年余。查体:自主体位,贫血面容,腹平坦,腹部无压痛、反跳痛。横断位、冠状位、矢状位CT平扫图像显示肝体积增大,肝CT值增高,肝包膜完整;胰腺组织无异常表现(但此病也可出现脾、胰腺、肾等肝外器官因铁质沉着而密度增高)(图13-3A、B、D)。MRI T_2WI 示肝信号普遍明显降低(图13-3C);骨髓细胞检查见图13-3E;血液骨髓检查见图13-3F。

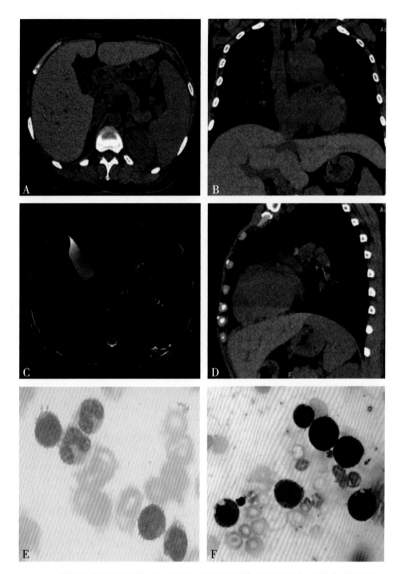

A.横断位 CT 平扫图像;B.冠状位 CT 平扫图像;C.T_2WI;D.矢状位 CT 平扫图像;E、F.骨髓检查

图 13-3　原发性血色素沉着病表现

诊断思路

58 岁女性,以"确诊骨髓增生异常综合征 4 年余"为主诉入院。查体:自主体位,贫血面容,腹平坦,腹部无压痛、反跳痛。CT 显示肝体积增大,肝包膜完整,肝 CT 值增高,磁共振显示肝体积增大,T_2WI 示肝信号普遍明显降低,考虑铁过载或血色素沉积症。铁三项结果显示:血清铁 22.82 μmol/L,铁蛋白 4 245.4 ng/mL,不饱和铁结合力 0.2 μmol/L,总铁结合力 23.02 μmol/L。结合病史及 CT、MRI、铁三项检查考虑遗传性血色病。虽然该病例胰腺组织无异常表现,但此病也可出现胰腺、脾等肝外器官因铁质沉着而密度增高,诊断时需要注意。

临床要点

　　遗传性血色病又称原发性血色素沉着病,属常染色体隐性遗传性疾病,有明显的家族集聚性。小肠黏膜对铁的吸收过多,即使体内铁储备量超负荷时,小肠上皮细胞对铁的吸收仍然不减少,体内长期铁负荷超量,过量的铁以含铁血黄素、铁蛋白、黑色素、脂褐素等形式沉积于脏器、组织中,引起组织损害、纤维组织增生,最终导致血色病的临床表现。临床表现可以为皮肤色素的沉着、肝大、黄疸、糖尿病以及非特异的腹部症状、关节肿痛等。90%患者有肝大,大多数患者继续进展会形成肝纤维化和肝硬化,肝癌的发生率明显上升,达14%～30%。但在形成肝硬化之前治疗的患者罕有发展为肝癌者。患者可以出现内分泌腺功能的下降。15%的患者有心脏受累,表现为心律失常和充血性心力衰竭。

【影像学表现】

　　1. X 线表现　累及掌指关节时,手正侧位片可见掌指关节间隙变窄,关节面密度增高。骨赘形成是关节受累最严重的表现之一。

　　2. CT 表现　肝 CT 扫描可见弥漫性或局限性密度增高,CT 值可达 85～132 Hu,也可出现脾、胰腺、肾等肝外器官因铁质沉着而密度增高。肝密度普遍性增高,采用 120 keV 扫描其 CT 值可达 75～132 Hu,与正常肝内血管的低密度影形成明显对比。贫血患者由于血液内含铁量减少,血管的密度更低,因而肝实质与血管的密度差别就更大。遗传性血色病仅有肝密度增高,而脾密度正常。有学者报道,经测量肝 CT 值对铁负荷过重的敏感性可高于血清铁蛋白。

　　3. MRI 表现　肝血色素沉着病罕见,MRI 的表现有一定的特征性,因为铁质的顺磁性高,所以在 T_1WI、T_2WI 肝均呈弥漫性长 T_1、短 T_2 信号,明显低于周围肌肉,甚至可接近背景噪声,俗称"黑肝"。

【鉴别诊断】

　　1. 肝糖原贮积症　是一种先天性糖原代谢紊乱疾病,当肝细胞内糖原贮积到一定量,肝实质密度增高。采用双能 CT 可以进行鉴别,即在 80 keV 和 120 keV 的 CT 图像上,肝实质密度差异大时,即为血色素沉着病,而肝糖原贮积症时肝密度变化不大。可行 SWI 成像,由于铁的顺磁性效应,肝血色素沉着病在 SWI 上呈低信号,而肝糖原贮积症无此表现。

　　2. 肝豆状核变性　是一种先天性常染色体隐性遗传的铜代谢障碍性疾病,过量的铜在肝,还可以在眼角膜、脑内沉积,引起不明原因的肝硬化、短暂性黄疸及其他不明原因的精神疾病。伴随有角膜的色素环和脑基底节区片状低密度影。

　　3. 胺碘酮中毒　胺碘酮中毒可引起肝损伤,肝影像学检查可表现为密度异常,根据患者病史和用药情况可以对两者进行鉴别。

　　4. 重度贫血　重度贫血患者 CT 检查时,肝相对密度高,但测量 CT 值并不增加,且此时大血管及心室腔内密度均降低,与遗传性血色病不同。

第三节　胰腺和胰周结核

病例 1　男,34 岁,主诉:发热、腹痛、食欲减退半月余。横断位 CT 平扫图像,可见胰头部团块状软组织密度影,边界不清,形态不规则(图 13-4A)。横断位动脉期 CT 图像,可见肿块轻度不均匀强化(图 13-4B)。横断位静脉期 CT 图像,可见肿块进一步强化,与邻近脏器、血管关系密切(图 13-4C)。冠状位静脉期 CT 图像显示病灶位于胰头,十二指肠降部管壁与其分界不清(图 13-4D)。胰头区活检见肉芽肿性炎症伴坏死,倾向结核(图 13-4E)。左侧髂腰肌活检见肉芽肿性炎症伴坏死,考虑结核(图 13-4F)。

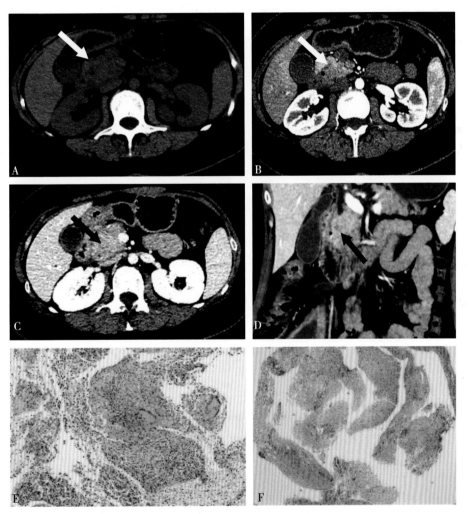

A.横断位 CT 平扫图像;B.横断位动脉期 CT 图像;C.横断位静脉期 CT 图像;D.冠状位静脉期 CT 图像;E、F.病理图像

图 13-4　胰腺结核伴髂腰肌结核 CT 及病理表现

诊断思路

34岁男性,以"发热、腹痛、食欲减退半月余"为主诉入院。CT平扫显示胰头肿块,形态不规则,与周围结构分界欠清晰,增强扫描显示动脉期肿块呈轻度不均匀强化,静脉期进一步强化。从患者的临床表现及病灶的强化方式排除胰腺癌及其他占位性病变,考虑炎性可能性大。再结合髂腰肌病灶穿刺活检考虑结核。综合分析考虑胰腺结核伴左侧髂腰肌结核。

病例2 患者男,35岁,主诉:上腹部疼痛不适5月余,疼痛性质为间歇性钝痛,伴乏力、消瘦、腹胀、食欲减退。CT表现为胰头增大,最大横截面面积约48 mm×53 mm,可见片状稍低密度影及点状钙化影,增强后轻度强化,同时伴有肝内胆管扩张及肝门、腹膜后肿大淋巴结(图13-5A~D)。病理示肉芽肿性炎症伴坏死,结合基因检测考虑为结核(图13-4E、F)。

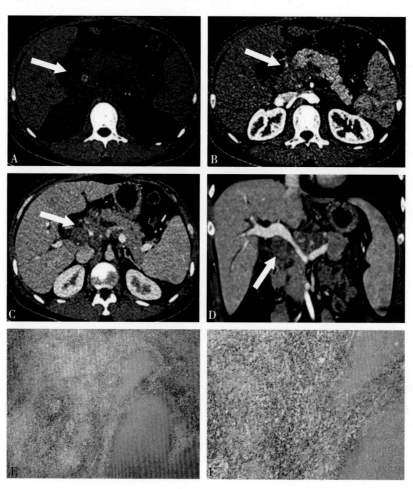

A. 横断位CT平扫图像;B. 横断位动脉期CT图像;C. 横断位静脉期CT图像;D. 冠状位静脉期CT图像;E、F. 病理图像

图13-5 胰腺结核CT及病理表现

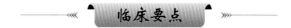

患者以"上腹部疼痛不适5月余"入院。CT显示胰头增大,大小约48 mm×53 mm,可见片状稍低密度影及点状钙化影,增强后轻度强化,同时伴有肝内胆管扩张及肝门、腹膜后肿大淋巴结。胰腺穿刺显示肉芽肿性炎症伴坏死,不排除结核,抗酸染色(±);分子病理,TB-DNA(+)。病理诊断为肉芽肿性炎症伴坏死,结合基因检测考虑为结核。综合临床表现及影像、病理结果,考虑胰腺结核。

胰腺结核(pancreatic tuberculosis)少见,多见于青壮年。病理早期表现为结核性结节,中间为干酪样坏死,周围为结核性肉芽组织,结节逐渐扩大、融合、蔓延,可累及胰腺大部乃至整个胰腺。影像学上表现依病变范围可分为弥漫肿大型、多发结节型以及局灶型。①弥漫肿大型:胰腺弥漫性增大,密度降低,与急性胰腺炎相似。②多发结节型:呈低密度,弥漫性或较为局限分布,边缘轻度强化。③局灶型:见于胰腺任何部位,胰头部多见,为囊实性肿块,边缘规则或不规则,可有钙化,呈"蜂窝状"强化。

胰腺结核是结核分枝杆菌感染引起的胰腺特异性炎症。本病较罕见,大多是继发于全身播散性结核,性别差异不大,临床表现缺乏特异性,极易误诊,其累及途径有3条。①全身播散性(粟粒)结核:合并肺部、腹腔实质脏器、消化道结核,以消瘦为主要临床体征,累及胃肠道,可伴有不全肠梗阻。②隐匿(肺内结核灶)的血源播散或从后腹膜淋巴结播散:是最常见途径,可多个部位脏器并发结核。最重要的是腹内淋巴结结核,尤其是胰腺周围淋巴结结核,与胰腺结核伴发率高,主要发生于胰头周围,可能与胰头周围淋巴结及淋巴管丰富有关。③原发局灶性胰腺结核:这种类型罕见,常被误认为胰腺占位而行手术治疗后证实。鉴别诊断困难时在超声内镜或CT引导下穿刺活检或通过ERCP胆管冲刷可获得正确诊断,试验性的抗结核治疗也可作为辅助手段。

【影像学表现】

1.CT表现　胰腺结核CT表现形式多样,主要包括胰腺局灶性肿块、多发结节或存在弥漫性胰腺肿大,最常见的CT表现是胰腺内局灶性"蜂窝状"强化的肿块。胰周、门静脉周围淋巴结肿大伴环形强化,以及存在其他播散结核灶为临床诊断胰腺结核的辅助征象。

2.MRI表现　胰头部囊样肿块T_1WI呈低信号、T_2WI见高信号影,增强扫描后病灶呈不均匀强化或"蜂窝状"环形强化,形成"多房样"征象,伴胰周及腹腔淋巴结肿大,亦呈环形强化。MRI平扫T_1WI病灶呈等或略低信号,T_2WI呈等或略高信号,部分病灶内见片状高信号影,增强扫描呈环形强化,环壁均匀。VIBE序列三期扫描:①动脉早期,肿块强化不明显。②动脉晚期,肿块边缘轻度强化,其内信号不均匀,并可见细小分隔。③静脉期,肿块内细小分隔及边缘轻度强化,肠系膜上静脉之间的细小脂肪间隙存在。

【鉴别诊断】

1.淋巴结转移瘤、淋巴瘤　胰周淋巴结转移瘤一般有原发肿瘤病史,患者年龄较大,CT或MRI表现为多发大小不等软组织密度肿块,边缘清楚或不清楚,直径可达3~4 cm,增强扫描无坏死病灶,均匀一致,坏死病灶呈轻度强化,环壁较厚,可侵犯血管。胰周淋巴瘤则多伴有全身症状及其他部位淋巴结肿大。CT 平扫呈均匀等密度或稍低密度,增强扫描呈均匀一致轻、中度强化,环形强化少见。胰腺结核伴淋巴结肿大时需与淋巴瘤鉴别,两者都表现为胰腺局灶性病变伴肿大融合的淋巴结,都很少伴有胆道梗阻的表现,但淋巴瘤病灶和肿大淋巴结均为实质性,密度均匀,边缘轻度强化,肿大淋巴结具有融合的趋势且有包绕血管的特性;而胰腺结核其病灶和肿大淋巴结都呈典型环形强化,无包绕血管的特性。但胰周淋巴结结核 CT 平扫呈稍低密度或有钙化病灶。增强扫描,孤立结节表现为均匀环状强化,融合成块者呈"花环样"强化,壁薄较均匀,中心部分无强化,提示干酪样坏死的存在,此为结核性淋巴结肿大的特征。

2. 胰腺癌　胰腺结核有鉴别价值的 CT 特征性表现:肿块内斑点状钙化灶,呈"蜂窝状"强化的软组织肿块,可伴有胰外结核,特别是特征性淋巴结结核。而胰腺癌肿块内罕见钙化,坏死程度一般较轻且不规则,肿块内无气体,增强后呈不均匀强化而无"蜂窝状"强化,早期即有胰管破坏,胰胆管扩张更常见。少数鉴别困难者应及时穿刺活检或剖腹探查,以免延误治疗时机。

3. 胰腺假性囊肿　常继发于胰腺炎、手术、外伤等。胰腺或胰周积液被包裹形成一层炎性纤维膜,其内容物为坏死组织、陈旧出血及胰腺分泌物。在影像学上,病灶多为单房状,常为液性密度,部分可有分隔和钙化,含血性物质、蛋白质坏死碎片时密度较高,增强时囊壁可强化。

4. 胰腺囊性肿瘤　如囊腺瘤和导管内乳头状瘤。囊腺瘤特别是黏液性囊腺瘤或导管内乳头状瘤也常见于胰头和钩突,多呈囊性肿块伴环形强化,但胰腺囊性肿瘤常为良性或低度恶性,病灶边界清晰且无周围淋巴结肿大,磁共振胆胰管成像对于胰腺囊性肿瘤的诊断有帮助,可发现囊性肿瘤与胰管的关系,且囊性肿瘤通常伴胰管扩张,而胰腺结核无胰管扩张。

参考文献

[1] 曲源,陈穹.胰腺囊性棘球蚴病的影像学特征[J].中国医学影像学杂志,2015,23(2):125-127.

[2] 彭泰松,唐光健,许志高,等.胰腺囊性病变的影像表现与临床特点(上)[J].国际医学放射学杂志,2020,43(4):468-473.

[3] 曹乐平,张京平,朱俊强,等.胰腺真性囊肿 26 例临床诊治[J].中华内分泌外科杂志,2009,3(6):431-432.

[4] 吴斌,王晓光,王天朋,等.成人先天性胰腺真性囊肿一例[J].中华胰腺病杂志,2019,19(3):219-220.

[5] 卢明智,陆建平,左长京,等.胰腺潴留性囊肿的影像学特征[J].中华胰腺病杂志,2009,9(2):128-129.

[6] 张林,李文峰,王成伟,等.胰腺囊性纤维化病 1 例报道[J].农垦医学,2010,32(6):567-569.

[7] 陈雷,杨国志,白玉雪.胰腺结核和胰周淋巴结结核的影像学表现[J].中国全科医学,2011,14(27):3177-3179.

[8] 杨泽年,王晓燕,彭振鹏.胰腺及胰周淋巴结结核的 CT 诊断价值[J].影像诊断与介入放射学,2008,17(4):166-168.

[9] 张志伟,王丽英.胰腺结核的 CT 及 MRI 诊断[J].中国中西医结合影像学杂志,2015,13(5):533-535.

第十四章　脾脏先天性疾病

第一节　无脾综合征

　　病例　男,3个月,代主诉:咳嗽4 d,发热伴气促2 d。心脏横断位增强CT图像可见房间隔缺损,近乎单心房(图14-1A)。横断位增强CT图像显示室间隔缺损(图14-1B)。冠状位增强CT图像显示肺静脉畸形引流至门静脉左支(图14-1C)。CT图像显示室间隔缺损,单心房(图14-1D)。横断位、冠状位CT图像显示肝脏居中,呈中位肝,脾区未见脾脏显影(图14-1E、F)。

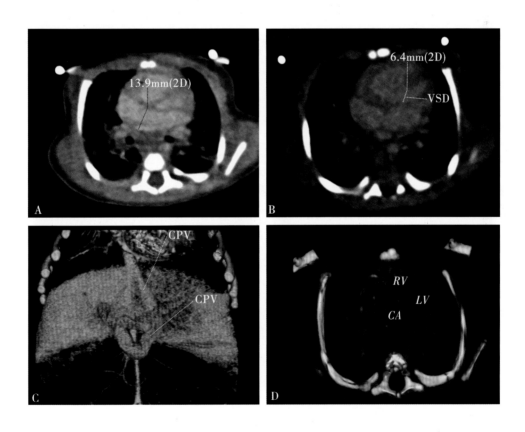

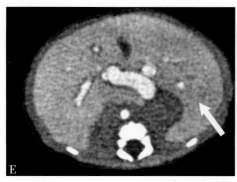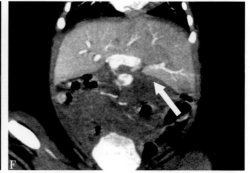

A、B.横断位增强 CT 图像;C.冠状位增强 CT 图像;D.横断位静脉期 CT 图像;E、F.横断位、冠状位
CT 图像

图 14-1　无脾综合征 CT 表现

诊断思路

患儿,男,3 个月,以"咳嗽 4 d,发热伴气促 2 d"为代主诉入院。CT 显示心脏位置无异常,右心室增大,左心室发育较小,室间隔连续性中断,心房与心室十字交叉结构消失,房间隔连续性中断,呈单心房结构;肺静脉畸形引流至门静脉左支。肝位居腹腔中位,呈水平肝,未见脾。综合分析为无脾综合征。

临床要点

无脾综合征(asplenia syndrome)是先天性脾阙如,多见于男性。该病极为少见,文献中多为个案报道。其特点如下:先天性脾阙如或发育不全;腹腔脏器结构或位置异常;心血管系统严重畸形;双侧肺畸形或发育不全;可有多个器官或系统多发畸形。患儿一般出生时即有青紫、气急,主要体征为横位肝;右位心者心尖搏动在胸骨右侧,有些病例在胸骨左侧或右缘可听到中度响亮的收缩期杂音,第二心音单一。由于存在多种脏器畸形,预后差,病死率极高。

【影像学表现】

CT、MRI 除可以发现脾缺如外,还可见其他脏器畸形,如胸腹腔脏器的位置、形态,以及房室、心室、大动脉之间的连接,大动脉的位置关系等。

第二节　游走脾

病例 1　女,27 岁,主诉:脾囊肿术后 2 年余,复发 1 年余。横断位 CT 平扫图像显示左侧膈下正常脾窝处未见脾,左侧中下腹部可见软组织团块,内可见类圆形囊性低密度灶,界清(图 14-2A、B)。横断位动脉期 CT 图像可见软组织团块明显不均匀强化(图 14-2C)。横断位、冠状位静脉期 CT 图像显示软组织团块均匀强化,和脾强化相仿,内可见无强化囊性低密度灶(图14-2D～F)。

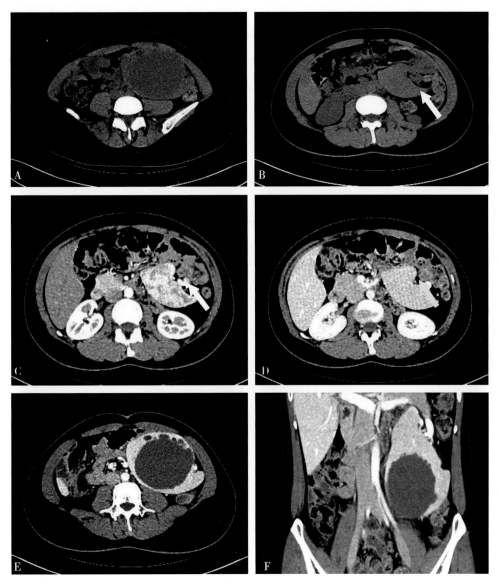

A、B.横断位CT平扫图像;C.横断位动脉期CT图像;D、E.横断位静脉期CT图像;F.冠状位静脉期
CT图像

图14-2　游走脾CT表现(病例1)

诊断思路

　　27岁女性,以"脾囊肿术后2年余,复发1年余"为主诉入院。CT显示左侧膈下正常脾窝处未见脾脏,胰尾后下方可见软组织团块,密度及强化方式与脾脏类似;内可见囊状低密度影,界清,截面面积大小约98 mm×89 mm,增强后未见明显强化。结合病史及影像学特征考虑游走脾合并脾囊肿。

　　病例2　女,8岁,代主诉:腹痛3 d,加重1 d。横断位CT平扫正常脾区未见脾影,左中下腹见软组织团块影,边界清楚(图14-3A)。横断位动脉期 CT 图像显示脾明显不均匀强化(图14-3B)。冠状位、矢状位静脉期 CT 图像显示脾位于左侧中下腹,明显均匀强化,可见脾门结构(图14-3C、D)。

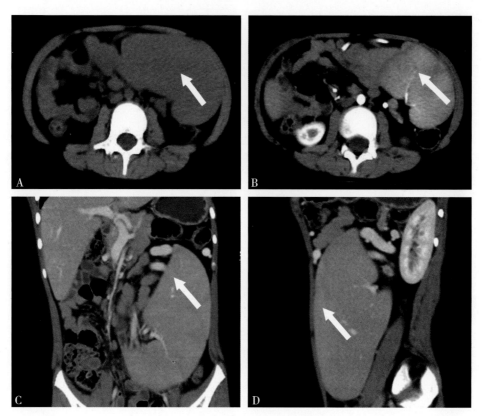

A.横断位 CT 平扫图像;B.横断位动脉期 CT 图像;C.冠状位静脉期 CT 图像;D.矢状位静脉期 CT 图像

图14-3 游走脾 CT 表现(病例2)

诊断思路

8 岁女孩,以"腹痛 3 d,加重 1 d"为代主诉入院。查体:腹部膨隆。CT 显示左侧膈下正常脾窝处未见脾,左中下腹见软组织团块,增强动脉期可见明显不均匀强化,静脉期均匀强化,可见脾门结构。结合病史及影像学表现,诊断为游走脾。

◀◀◀ 临床要点 ▶▶▶

脾位于正常位置以外的腹腔内其他部位,称为游走脾或异位脾,为一种少见的先天异常。游走脾是由于固定脾的悬韧带缺失、畸形或过于松弛从而使其脱离正常的解剖位置(左季肋部后方),在此情况下,脾仅通过其血管蒂与脾门相连,从而具有高度的活动性,使得脾脏"游走"于腹部或盆腔内,临床无特殊症状,多为查体意外发现,可因一定程度扭转而引起上腹不适,左腰或左上腹轻度钝痛,严重扭转时产生急性症状。主要体征为腹部触及一活动度较大的包块。

【影像学表现】

1. X 线表现　左上腹脾窝处脾影消失,可为肠管占据。立位片常于左中腹部显示一软组织肿块影,有移动性。

2. CT 表现　可清楚显示脾位置与形态,其密度及强化表现与正常脾相同。左侧膈下正常脾窝处未见脾,对游走脾的诊断最有价值。发生扭转时可见脾 CT 值及强化降低。

【鉴别诊断】

脾位于下腹部或盆腔时,若发生急性完全性脾蒂扭转,极易与急性肠扭转、绞窄性肠梗阻、游走肾蒂扭转、卵巢囊肿蒂扭转、急性囊肿穿孔、阑尾穿孔引起的急性弥漫性腹膜炎相混淆。诊断要点是增强扫描有无脾门切迹和脾门血管影,此为脾鉴别于其他腹部脏器与肿瘤的重要特征。

参考文献

[1]余洲,余德刚,顾进,等.游走脾扭转致梗死一例[J].肝胆胰外科杂志,2021,33(1):47-49.

[2]姜传武,肖玉芹,杨浩,等.游走脾的诊治进展[J].中国中西医结合影像学杂志,2010,8(1):68-70.

第十五章　脾脏肿瘤

第一节　脾淋巴瘤

病例1　女,60岁,主诉:确诊 B 细胞淋巴瘤 3 月余。免疫组化:CD20(大细胞+),CD3(散在+),CD4(+),CD8(+),CD30(−),CD56(−),TIA−1(+),GranB(+),Ki−67(约70%+)。横断位 CT 平扫图像显示脾脏体积增大,内可见斑片状低密度影(图 15−1A、B)。横断位动脉期 CT 图像显示增强后未见强化影(图 15−1C、D)。冠状位、矢状位动脉期 CT 图像显示增强后未见强化影(图 15−1E ~ G)。病理图像显示脾脏结构破坏,其内见大细胞浸润(图 15−1H)。

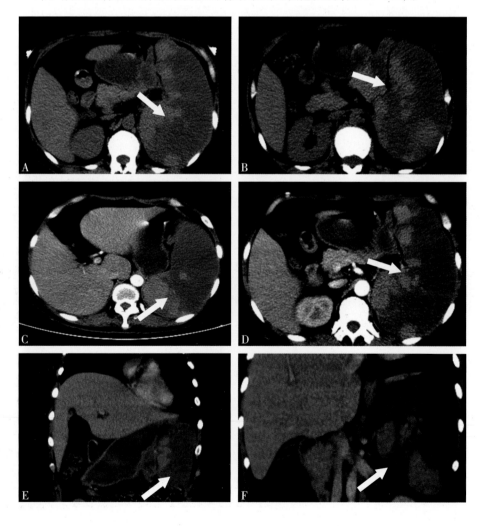

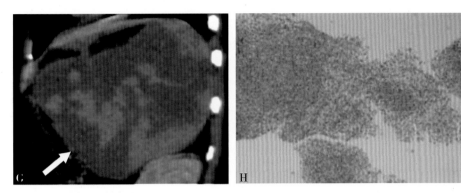

A、B. 横断位 CT 平扫图像;C、D. 横断位动脉期 CT 图像;E、F. 冠状位动脉期 CT 图像;G. 矢状位动脉期 CT 图像;H. 病理图像

图 15-1 脾淋巴瘤 CT 及病理表现(病例 1)

诊断思路

60 岁女性,以"确诊 B 细胞淋巴瘤 3 月余"为主诉入院。查体:左上腹脾大并伴触痛。增强 CT 检查发现增大的脾脏伴大片不强化低密度影,病理结果见大细胞浸润。结合患者临床表现及辅助检查结果诊断为脾淋巴瘤。

病例 2 女,38 岁,主诉:因发现脾大,确诊脾淋巴瘤 20 多天入院。免疫组化:CD20(灶+),CD3(+),CD79a(灶+),CD5(部分+),CyclinD1(-),CD30(散在+),C-myc(-),CD21(-),bcl-2(灶+),bcl-6(-),CD10(-),MUM-1(散在少数+),ALK(-),CD56(+),TIA-1(+),GrB(+),CD2(部分+),CD4(部分+),CD8(+),PD-1(灶+),Pax-5(灶+),Ki-67(50%+)。原位杂交:EBER(+)。横断位 CT 平扫图像显示脾体积增大(图 15-2A ~ F)。病理图像显示脾淋巴组织增生性疾病(图 15-2G、H)。

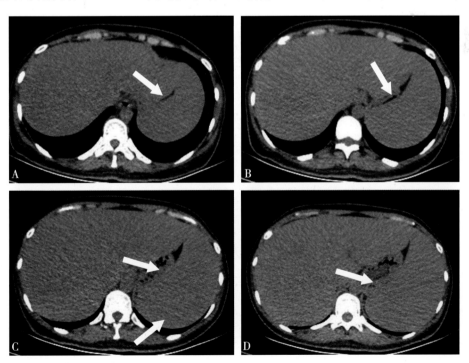

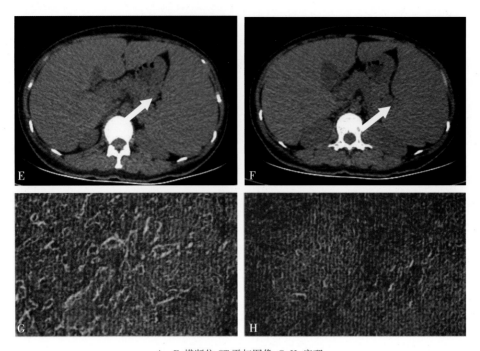

A~F. 横断位 CT 平扫图像；G、H. 病理

图 15-2　脾淋巴瘤 CT 及病理表现(病例 2)

诊断思路

　　38 岁女性,以"因发现脾大,确诊脾淋巴瘤 20 多天"为主诉入院。查体:触及增大的脾脏,浅表淋巴结未见异常。CT 检查见明显增大脾,病理结果见脾脏淋巴组织增生。根据临床表现及辅助检查结果初步诊断为脾淋巴瘤。

　　病例 3　女,64 岁,主诉:发现血小板减少 2 年余。免疫组化:CD43(-),CD3(-),CD20(+),CD21(FDC 网破坏),CD79a(+),bcl-2(+),bcl-6(-),CD10(-),MUM-1(灶+),CK(-),K(-),CD5(-),CyclinD1(-),CD23(+),CD38(-),Ki-67(局部约 20%+)。横断位 CT 平扫图像显示脾脏体积增大,内缘可见小类圆形低密度影(图 15-3A、B)。横断位动脉期 CT 图像显示内缘小类圆形无强化低密度影(图 15-3C、D)。横断位、冠状位静脉期 CT 图像显示内缘小类圆形无强化低密度影(图 15-3E、F)。病理图像显示脾脏结构破坏(图 15-3G、H)。

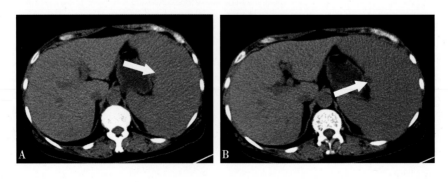

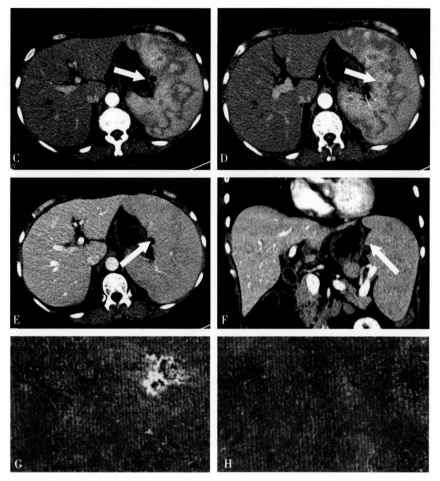

A、B.横断位 CT 平扫图像;C、D.横断位动脉期 CT 图像;E、F.横断位、冠状位静脉期 CT 图像;G、H.病理图像

图 15-3 脾淋巴瘤 CT 及病理表现(病例 3)

诊断思路

64 岁女性,以"发现血小板减少 2 年余"为主诉入院。查体:脾大,伴压痛。CT 检查显示脾脏明显增大,并见不强化低密度结节。血常规显示血小板为 $50×10^9/L$。病理结果显示脾脏结构破坏。结合影像学特征、检验结果及病理结果,初步诊断为脾淋巴瘤。

病例 4 女,49 岁,主诉:左上腹疼痛 1 周,发现脾占位 2 d。免疫组化:CD20(+),CD79a(+),CD3(小淋巴细胞+),CD43(小淋巴细胞+),CD38(-),CD138(-),CD21(FDC 网破坏),CD10(生发中心+),bcl-6(+),MUM-1(少数+),CD30-1(少数+),Ki-67(约 10% +)。横断位动脉期 CT 图像显示脾脏体积增大,内缘可见巨大软组织块影(图 15-4A、B)。冠状位静脉期 CT 图像显示增强后实性部分呈中度不均匀强化,坏死区未见明显强化,边缘较清晰(图 15-4C、D)。矢状位静脉期 CT 图像显示增强后实性部分呈中度不均匀强化,坏死区未见明显强化,边缘较清晰(图 15-4E、F)。病理图像显示脾结构破坏,提示边缘区淋巴瘤(图 15-4G、H)。

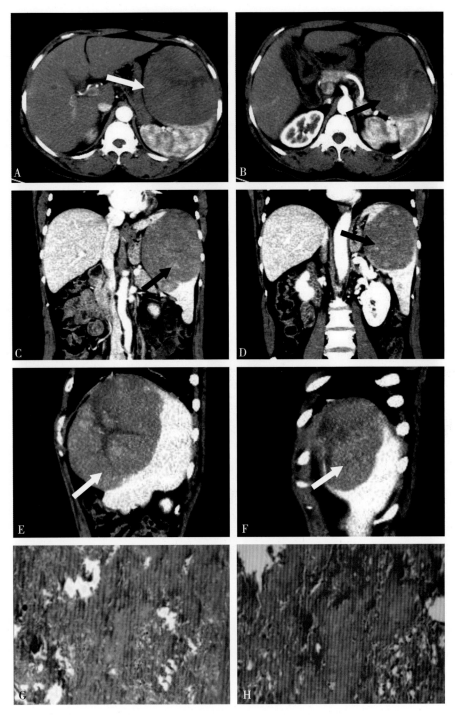

A、B. 横断位动脉期 CT 图像；C、D. 冠状位静脉期 CT 图像；E、F. 矢状位静脉期 CT 图像；
G、H. 病理图像

图 15-4　脾淋巴瘤 CT 及病理表现（病例 4）

诊断思路

49 岁女性，以"左上腹疼痛 1 周，发现脾占位 2 d"为主诉入院。查体：左上腹压痛，可触及肿块，质硬、活动度差。CT 检查显示脾体积增大，内见巨大软组织块影，中间有液化坏死，增强后实性部分呈中度不均匀强化，坏死区未见明显强化，边缘较清晰。2 d 前至当地医院查 MRI 提示脾占位。病理结果显示脾结构破坏。结合影像学特征、检验结果及病理结果初步诊断为脾淋巴瘤。

临床要点

脾淋巴瘤分为脾原发性淋巴瘤及全身性淋巴瘤脾浸润。淋巴瘤又分为霍奇金淋巴瘤（Hodgkin lymphoma，HL）和非霍奇金淋巴瘤（non-Hodgkin lymphoma，NHL）两大类。据统计，HL 中约 40% 于开始即有脾浸润，70% 于尸解中可见脾浸润；NHL 中约 67% 有脾浸润。

病理表现：①均匀弥漫型，弥漫性脾大，无明显肿块形成。②粟粒样结节型，直径通常不大于 5 mm。③多肿块型，2～10 cm 肿物。④巨块型，孤立性大肿块。

临床表现：常表现为脾大，左上腹不适，胃肠道症状可表现为恶心、食欲缺乏等。亦可有低热表现。

【影像学表现】

1. X 线表现　可见脾大征象。

2. CT 表现　原发性脾淋巴瘤：脾大。平扫时，可见比脾实质密度稍低的单发或多发性低密度占位性病变。与正常脾实质密度差不鲜明、边缘不清晰。增强扫描后，密度差加大，病变显示比较清楚；孤立性大肿块淋巴瘤非常少见，可以有轻、中度的强化，不易与脾内其他占位性病变相鉴别。

全身性淋巴瘤脾浸润：除可有上述表现外，还表现为脾大，弥漫性脾浸润，呈小结节状。2/3 之脾浸润结节在 1 cm 以下，CT 检查难以展示，只显示脾大，密度不均，有增强效果。虽证实有脾浸润，但脾大小在正常范围，可见淋巴结肿大。

大部分脾淋巴瘤可合并腹膜后淋巴结增大，或者累及相邻器官，如胃、左侧肾上腺或左肾。脾淋巴瘤治疗后，极少发生囊变坏死。

3. MRI 表现　平扫可发现肿大的脾，脾实质内见单发或多发肿块影。T_1WI 呈混杂信号或低信号；T_2WI 表现为中等偏高信号。Gd-DTPA 增强扫描对病变的显示与诊断很有价值。由于淋巴瘤在注入对比剂 2 min 内可达到与正常脾实质相同的信号强度，一般应在注入对比剂 30～60 s 内完成扫描。增强后，弥漫型表现为脾大、内有不规则高或低信号区域，肿块型淋巴瘤表现为高信号脾衬托下的低信号病灶，可多发分布于整个脾，或局灶性的大肿块，其他所见同 CT。

4. 血管造影表现　脾内动脉分支受压、移位，可见极微细的肿瘤血管。比较长范围的动脉浸润、狭窄，多见于弥漫性浸润者。实质期显示充盈缺损。因脾静脉狭窄、阻塞，而形成侧支循环，脾大。一般不存在明显的肿瘤血管、肿瘤染色及动静脉短路征象，无特征性表现。

5. 超声表现　可见低或无回声的结节影，可单发，亦可多发，也可表现为脾整体增大。有时可发现邻近结构的受侵表现，如左侧膈肌、邻近的肝脏、左肾包膜、胰腺及胃大弯侧。

【鉴别诊断】

脾淋巴瘤并无特征性的影像学表现,需综合临床其他资料来确定诊断及与其他疾病鉴别。在与转移瘤鉴别时需要多注意,转移瘤表现多样:可为囊性病灶但有囊壁的强化;可为囊实性病灶,则有实性部分强化;一般转移瘤都有轻、中度的强化,病灶相互间很少融合。而淋巴瘤病灶可以相互融合形成地图样表现、强化不明显,增强后病灶显示更为清楚。此外,脾淋巴瘤常伴有腹膜后明显的肿大淋巴结,全身性淋巴瘤常有全身浅表淋巴结的增大。

第二节　脾血管瘤

病例1　男,56岁,主诉:腹痛伴大便次数增加、便血20 d。横断位 CT 平扫图像显示脾内片状低密度影(图 15-5A、B)。横断位动脉期 CT 图像显示低密度区周边开始强化(图 15-5C、D)。横断位静脉期 CT 图像显示渐进性强化(图 15-5E、F)。冠状位静脉期 CT 图像显示渐进性强化(图 15-5G)。矢状位静脉期 CT 图像显示渐进性强化(图 15-5H)。

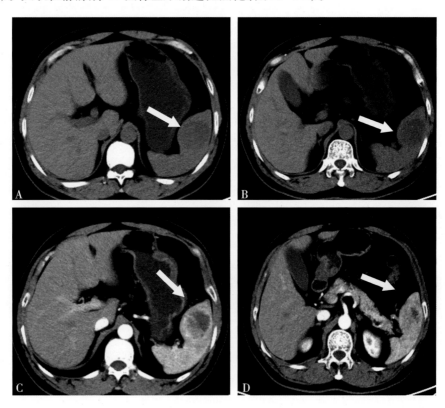

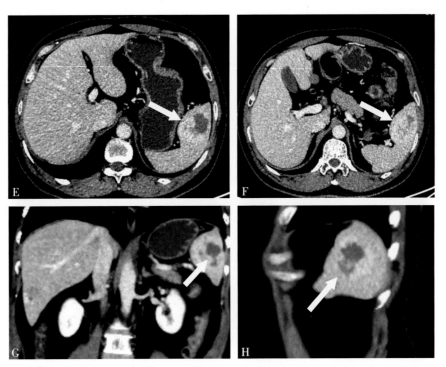

A、B. 横断位 CT 平扫图像;C、D. 横断位动脉期 CT 图像;E、F. 横断位静脉期 CT 图像;
G. 冠状位静脉期 CT 图像;H. 矢状位静脉期 CT 图像

图 15-5　脾血管瘤 CT 表现(病例 1)

诊断思路

56 岁男性,以"腹痛伴大便次数增加、便血 20 d"为主诉入院。查体:神志清楚,正常面容,表情自如,腹部无压痛、反跳痛。CT 显示脾内低密度占位,增强后见渐进性强化。结合辅助检查结果,初步诊断为脾血管瘤。

病例 2　男,68 岁,主诉:确诊小细胞肺癌 1 月余。横断位 CT 平扫图像显示脾未见明显密度影(图 15-6A、B)。横断位动脉期 CT 图像显示结节状强化影(图 15-6C、D)。横断位静脉期 CT 图像显示等密度影(图 15-6E、F)。冠状位静脉期 CT 图像显示等密度影(图 15-6G)。矢状位静脉期 CT图像显示等密度影(图 15-6H)。

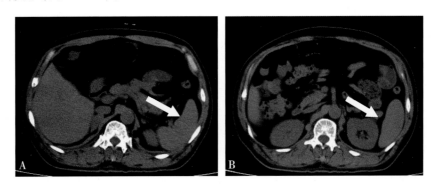

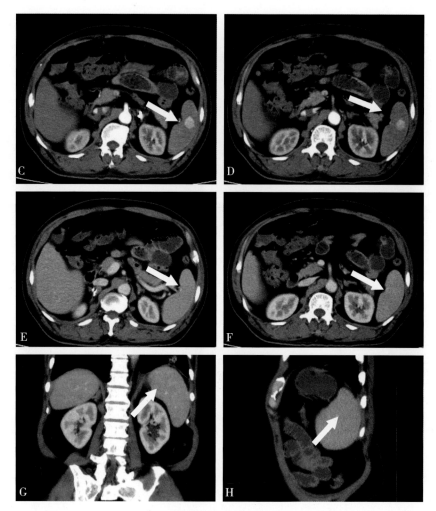

A、B.横断位 CT 平扫图像;C、D.横断位动脉期 CT 图像;E、F.横断位静脉期 CT 图像;
G.冠状位静脉期 CT 图像;H.矢状位静脉期 CT 图像

图 15-6 脾血管瘤 CT 表现(病例 2)

诊断思路

68 岁男性,以"确诊小细胞肺癌 1 月余"为主诉入院。查体:神志清楚,正常面容,表情自如,腹部无压痛、反跳痛。增强 CT 检查动脉期见明显强化结节,静脉期强化趋于脾强化程度,初步诊断为脾血管瘤。

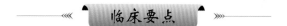

临床要点

脾血管瘤是脾最常见的良性肿瘤,患者多见于 20~60 岁,成人多为海绵状血管瘤,6 岁以下小儿多为毛细血管瘤。该病发育缓慢,至成人时才被发现,多较大,大者直径甚至可达 20 cm 左右。可合并淋巴管瘤及囊肿。

　　病理表现:病理组织学可分为海绵状血管瘤、毛细血管瘤及静脉性血管瘤。以海绵状血管瘤最为多见。肿瘤大者内部可发生血栓、机化、纤维化、钙化及出血等。

　　临床表现:大部分患者无症状,在体检时偶尔发现。少数较大的血管瘤可以伴有脾大,压迫周围器官而产生相应的临床症状。

【影像学表现】

　　1.X 线表现　可出现点状、星芒状或条纹状钙化。

　　2.CT 表现　平扫表现为低密度占位性病变,轮廓清楚,大小不等,多为单发。较大血管瘤中央有瘢痕形成时表现为更低密度。当内部有出血时则表现为高密度。增强扫描表现为先于肿瘤边缘呈“粗斑点状”强化,逐渐向中心充填,延迟后与正常脾密度一致。肿瘤中心有血栓形成、瘢痕存在时,因血流缓慢,上述动态变化更为缓慢,中心可有始终不强化区。其增强表现因肿瘤内管腔大小及血流速度不同,而显示不同的增强效果。延迟扫描观察其血流动力学特征,具有较大的诊断价值。

　　3.MRI 表现　MRI 对血管瘤的显示较 CT 敏感,T_1WI 为低信号,T_2WI 为高信号,且随回波时间的延长信号强度递增。增强扫描与 CT 表现为相同的血流动力学特征,即先于肿瘤边缘呈“粗斑点状”强化,逐渐向中心充填,但其延迟扫描后,可与脾实质信号一致或稍高于脾实质。中心有血栓形成、瘢痕存在时,此部分 T_1WI 表现为更低信号,T_2WI 等信号或低信号,增强扫描无强化。

　　4.血管造影表现　血管造影与肝脏血管瘤表现基本相同。主要特征为从动脉期至静脉后期一直可见斑点状、棉絮状对比剂潴留征象。一般无动静脉短路。

【鉴别诊断】

　　根据 CT 及 MRI 的特征性表现,与错构瘤、淋巴管瘤以及脾内孤立性转移瘤鉴别诊断。错构瘤含有脂肪成分,鉴别不困难;淋巴管瘤呈囊性表现,其内含有较多粗大间隔,边缘可有轻度强化,但无血管瘤的动态强化特征;孤立脾转移瘤延迟扫描不能充填,亦可鉴别。

参考文献

[1]BARONE B,KREUZIG P L,GUSMAO P M,et al. Case report of lymph nodal hepatic and splenic tuberculosis in an HIV-positive patient[J]. Braz J Infect Dis,2006,10(2):149-153.

[2]缪建良,张鑫,章熙道.脾脏多发占位性病变的 CT 表现及鉴别诊断[J].中国医学影像技术,2005,21(5):757-759.

[3]杨连粤,吕新生,黄耿文.原发性脾脏肿瘤的诊断与治疗[J].中华肝胆外科杂志,2001,7(16):331-333.

[4]马立公,马占龙,鲍海华,等.脾恶性组织细胞病一例[J].中华放射学杂志,2005,39(15):560.

[5]RIZZUTO A,DISAVERIO S. Laparoscopic splenectomy for a simultaneous wandering spleen along with anectopic accessory spleen. Case report and review of the literatyre [J]. Int J Surg Case Rep,2018,43(1):36-40.

［6］SOLEIMAN M,MEHRAABI A,KASHFI A,et al. Surical treatment of patients with wandering spleen：report of six cases with a review of the literature［J］. Surg Today,2007,37(3):261-269.

［7］汪建华,马小龙,郑建军,等. 脾脏错构瘤的 CT 诊断[J]. 放射学实践,2011,26(5):504-507.

［8］MAGOWSKA A. Wandering spleen：a medical enigma,its natural history rationalization［J］. World J Surg,2013,37(3):545-550.

［9］OUSMANEA T,MAMADOUB F P,SITOR S I,et al. Splenic lymphangioma［J］. Int J Surg Case Rep,2019,62:40-42.

［10］AL-SHAIKH S A,MUBARAK A M,HARB Z F,et al. Splenic lymphangioma in an adult［J］. Saudi Med J,2017,38(11):1148-1152.

［11］IOANNIDIS I,KAHN A G. Splenic lymphangioma［J］. Arch Pathol Lab Med,2015,139(2):278-282.

［12］JUNQIANG C,SHIAN Y,LONGTANG X. Laparoscopic partial splenectomy：a safe and feasible treatment for splenic benign lesions［J］. Surg Laparosc Endosc Percutan Tech,2018,28(5):287-290.

［13］WANG W D,LIN J,WU Z Q,et al. Partial splenectomy using a laparoscopic bipolar radiofrequency device：a case report［J］. World J Gastroenterol,2015,21(11):3420-3424.

CT 新技术篇

第十六章　扫描方案

一、常规扫描方案

以 Revolution CT 为例。

1. 扫描范围　自膈顶扫描至肚脐下缘。

2. 扫描参数　管电压采用自动管电压选择技术(kV Assist),通常采用 100~120 kVp,管电流采用自动管电流调制技术,范围设置为 50~500 mAs,噪声指数 NI 值为 10,探测器宽度为 80 mm,螺距 0.992∶1,球管转速 0.5 s/r,扫描层厚 5 mm,层间距 5 mm,重建层厚、层间距均为 0.625~1.250 mm。

3. 注射方案　增强扫描采用双筒高压注射器以 2.5~3.0 mL/s 的流速注射碘对比剂,剂量为 1.2 mL/kg,后以相同的流速注射生理盐水 20 mL。

4. 增强扫描　动脉期扫描时间采用自动扫描触发装置 Smart Prep 技术监测膈肌水平腹主动脉,监测阈值为 150 Hu,达到阈值后延迟 12 s 开始扫描,于动脉期 30 s 后行静脉期扫描。

二、能谱扫描方案

1. 扫描范围　自膈顶扫描至肚脐下缘。

2. 扫描参数　管电压为 80~140 kVp 瞬时高速切换,管电流采用 CT 能谱智能匹配技术(GSI Assist),噪声指数 NI 值为 10,探测器宽度为 80 mm,可智能匹配患者扫描所需的转速、管电流;螺距 0.992∶1,扫描层厚 5 mm,层间距 5 mm,重建层厚、层间距均为 0.625~1.250 mm。

3. 注射方案　增强扫描采用双筒高压注射器以 2.5~3.0 mL/s 的流速注射碘对比剂,剂量为 1.2 mL/kg,后以相同的流速注射生理盐水 20 mL。

4. 增强扫描　动脉期扫描时间采用自动扫描触发装置 Smart Prep 技术监测膈肌水平腹主动脉,监测阈值为 100 Hu,达到阈值后延迟 12 s 开始扫描,于动脉期 30 s 后行静脉期扫描。

三、双能量扫描方案

1. 扫描范围　自膈顶扫描至肚脐下缘。

2. 扫描参数　采用两套球管螺旋扫描,管电压分别为 100-Sn150 kVp,采用智能管电压 CARE kV 联合智能管电流 CARE Dose 技术,根据患者的定位像自动选择合适的管电流范围,参考范围 80~350 mAs,转速 0.5 s/r,螺距 0.6,重建图像层厚 1 mm,层间距 1 mm,图像采用 ADMIRE(Force 机型)迭代算法,Strength=3 重建或者采用 SAFIRE(Flash 机型或其他机型)迭代算法进行重建,同时自动分别重建低能级与高能级以及低能高能混合比为 0.6∶1 的混合双能量图像,可在西门子后处理工作站 Syngo. via 图像后处理软件利用 CT Dual-Eenergy 软件后处理模块进行双能量参数图像分析,包括单能级图像、碘密度值图、有效原子序数图、有效原子序数融合图。

3.注射方案 增强扫描采用双筒高压注射器以 2.5～3.0 mL/s 的流速注射碘对比剂,剂量为 1.2 mL/kg,后以相同的流速注射生理盐水 20 mL。

4.增强扫描 动脉期扫描时间采用自动扫描触发装置 Smart Prep 技术监测膈肌水平腹主动脉,监测阈值为 100 Hu,达到阈值后延迟 12 s 开始扫描,于动脉期 30 s 后行静脉期扫描。

四、光谱扫描方案

1.扫描范围 自膈顶扫描至肚脐下缘。

2.扫描参数 管电压 120 kVp,管电流采用 DoseRight 自动管电流调节技术,DoseRight 指数 22,管电流范围设置为 100～400 mAs,探测器宽度为 40 mm,螺距 1.0,球管转速 0.5 r/s,扫描层厚 5 mm,层间距 5 mm,重建层厚、层间距均为 0.625～1.000 mm,自动生成相应光谱 SBI 数据。

3.注射方案 增强扫描采用双筒高压注射器以 2.5～3.0 mL/s 的流速注射碘对比剂,剂量为 1.2 mL/kg,后以相同的流速注射生理盐水 20 mL。

4.增强扫描 动脉期扫描时间采用自动扫描触发装置 Bolus Tracker 技术监测膈肌水平腹主动脉,监测阈值为 150 Hu,达到阈值后延迟 12 s 行动脉期扫描,达到阈值后延迟 42 s 行静脉期扫描。

五、胰腺一站式扫描方案

CT 灌注成像(CT perfusion,CTP)是一种快速发展的定性评价组织器官血流灌注的影像学技术。CT 灌注成像属于功能成像,是指通过在静脉中注入对比剂后,对特定的组织或器官进行连续扫描,通过测量并记录相应组织灌注参数,即组织血容量(blood volume,BV)、血流量(blood flow,BF)、平均通过时间(mean transit time,MTT)、毛细血管表面通透性(capillary surface permeability,PS)、CT 达峰时间等,以获得该组平面内的时间密度曲线(time-density curve,TDC),再用不同的数学模型计算出灌注参数,并给色阶赋值,形成灌注图像。胰腺 CT 灌注成像可以将胰组织与周围血管结构区分开来,且可将有功能信息与良好的空间分辨力相结合,具有重要的应用价值。

扫描方式为交替进行灌注联合增强扫描,扫描范围为自膈顶至脐水平。扫描参数:自动管电压 100 kVp,自动管电流 100 mAs,转速 0.28 s/r,螺距 0.992;总体扫描时间平均约 62.20 s。使用双筒高压注射器经肘前静脉留置针向患者体内注入非离子型碘对比剂,同时追加盐水 20 mL。对比剂方案:注射非离子型对比剂碘佛醇(350 mgI/mL)1 mL/kg,追加盐水 20 mL,注射速度 5 mL/s。

CT 灌注成像是用量化方式反映胰腺的血流特点,可提供胰腺的病理生理变化的功能学信息。其中,ROI 的时间密度曲线可直接反映病变中对比剂浓度的变化,间接反映病变血流灌注量改变,从而定量分析血流灌注情况。胰腺肿瘤组织内大量肿瘤血管形成,主要病理表现为微血管数量增多、扭曲,且分支不规则,异常网状血管结构形成,血管基底膜常不完整,通透性高。CTP 可通过时间密度曲线和灌注参数间接显示微观变化,反映肿瘤血管生成状态,可定量分析肿瘤内部血流动力学改变,为诊断胰腺癌提供影像学依据。还可通过反映微血管密度诊断胰腺内分泌肿瘤,以及对急性胰腺炎患者胰腺坏死与一过性缺血进行鉴别。对于胰腺疾病的患者,CTP 可用于早期疾病的诊断、肿瘤疗效和预后评估等。

参考文献

[1]石明国,高剑波.能谱 CT 在血管成像中的临床应用[J].中国医疗设备,2016,31(7):6-8.

[2]王晓霜,吕艺,韩芳,等.能谱 CT 在肿瘤中的应用研究进展[J].中国医学计算机成像杂志,2020,26(1):81-84.

[3]罗春材,李涛,杨立.双层探测器能谱 CT 的特点及临床应用[J].中国医疗设备,2021,36(7):170-173.

第十七章 图像后处理及特点

一、能谱重建技术特点

(一)物质分离

经过高、低两组电压扫描的 X 线衰减的图像可以表达为两种基物质的密度图,这个过程就是物质分离(material separation)。任何结构或组织对 X 线的吸收都能通过两种基物质的吸收组合来表达。物质分离图像中的每一个体素反映了相应的物质密度信息,从物质密度图像上可以测量出每一个体素的密度,单位为 mg/mL。由此可见,能谱成像能够提供物质定量分析的能力。物质分离可以应用于以下几个方面。

1.增强识别能力 能谱 CT 成像通过碘水物质分离可以产生碘基物质密度图像,通过增强期强化碘基图上的碘汇聚能力可以敏感地识别病灶的含碘对比剂的浓度变化,从而提供病灶有无强化的准确的诊断信息,同时也增大了病灶与周围组织间的对比度,有助于提高小病灶的检测能力。

2.虚拟平扫 通过碘水分离后获得不含碘物质的水基图像类似于常规平扫图像,可以用于判别病灶内是否有钙化,或用于展示泌尿系的结石。此技术的应用可以减少扫描次数,从而降低扫描辐射剂量。

3.碘钙分离 通过碘钙分离技术的应用,可以将含碘的对比剂和钙化灶区分开来,可以用于泌尿系结石的判别以及血管钙斑去除后管腔狭窄程度的评估等。

4.组织灌注成像 在 CT 增强图像上,通过测量碘基图像上的碘浓度可以定量测定病灶的摄碘量,有效反映组织器官的血流动力学状态。

5.放疗与化疗效果的评估 能谱 CT 成像不仅可以展示人体组织器官的形态学改变,还可以结合组织病理学研究,显示生物代谢的改变。通过测量肿瘤的碘含量反映放射治疗与化学治疗前后血供的变化和治疗的效果。

(二)单能量图像

能谱成像能够测量出物质的 X 线衰减系数,并进一步将这种衰减的变化转化为会产生同样衰减的两种物质密度。通过使用这两种物质的质量衰减系数随能量变化的关系和密度值,就能计算出感兴趣物质在各个单能量点中对 X 线的吸收,从而实现单能量 CT 成像。单能量图像表示单一能量的 X 线光子照射物体所产生的图像,能够准确反映物质随 X 线能量的变化过程。通过最佳单能量水平的选择,可以获得比常规 CT 图像更高的图像质量、信噪比和对比度噪声比。单能量图像可以应用于以下几个方面。

1.优化解剖结构　能谱 CT 成像可以提供 40～140 keV 共 101 种单能量图像,通过调节 keV 可以获取组织结构显示的最佳对比度噪声比。

2.去除伪影　能谱 CT 成像所产生的单能量图像消除了常规 CT 图像硬化伪影的弊端,能够在颅脑成像、颅内动脉瘤栓塞术后获得良好的成像效果,为临床提供有效信息。

3.显示阴性结石　不同单能量水平下胆囊阴性结石显示的密度不同。随着能量水平的增高,结石密度从低密度至等密度,再从等密度至高密度,这种密度变化方式有助于胆囊阴性结石的鉴别。

4.图像融合　通过图像融合(image fusion)技术,可以将不同水平的单能量图像进行整合,重组出兼具不同水平单能量图像优点的图像,可以用于病灶的检测和细微结构的显示等,同时也不降低图像质量。

5.血管优化成像(vascular optimized imaging)　不同于常规 CT 只能提供单一管电压下的混合能量图像,能谱 CT 成像可以提供 101 种 keV 的单能量图像。通过选择显示血管的最佳单能量图像,可以提高血管显示的对比度,很好地显示常规 CT 条件下显影不佳甚至未见显影的血管。

(三)能谱曲线

CT 成像可以显示不同病变和人体组织随 X 线能量(keV)变化而变化的 X 线衰减系数,从而产生反映不同病变和人体组织特征性的能谱曲线(spectral curve)。随着 keV 的变化,不同单能量图像间组织结构对比不同,不同组织结构和同一组织结构的不同细节均发生改变。能谱曲线反映了物质的能量衰减特性,从物理学角度来讲,每一种物质都具有其特有的能谱曲线,所以从医学的角度可推断出不同的能谱曲线代表不同的结构和病理类型。

(四)有效原子序数

有效原子序数(effective atomic number)是从原子序数中引申发展而来的一个概念。如果某元素对 X 线的质量衰减系数与某化合物或混合物的质量衰减系数相同,该元素的原子序数就是某化合物或混合物的有效原子序数。能谱 CT 的高压瞬切技术及独特的宝石探测器可以完美地消除线束影伪影,实现在原始数据空间层面进行物质解析,从而得到真实的物质 X 线衰减曲线,然后根据曲线 70 keV 和 120 keV 上获得数值进行计算可得到有效原子序数,可用于进行物质检测、鉴别及物质分离的应用。

二、双能量重建技术特点

(一)单能谱图和能谱曲线

单能谱图描述的是图像在不同的 keV 能量下的表现。能谱曲线是指某一感兴趣区域的衰减随光子能量的变化而发生改变的曲线。通过双能扫描,可以虚拟计算出物质在各个单能量下的 CT 值,从而生成单能谱图和能谱曲线。由于碘对比剂等高原子序数的物质对低能量的 X 光子的吸收能力强,所以在低能量的单能谱图中,对比剂增强的血管和病灶等组织拥有比普通单能扫描下更好的对比度,可以用来优化显示病灶。但是由于低能量的 X 光子穿透能力小,低能量单能谱图的图像噪声一般会比普通单能扫描要高,因此,使用单能谱强化病灶时,并不是 X 光子能量越低越好;而是需要根据病灶和发病部位的不同,选择合适的单光子能量(keV 值)来平衡对比度和噪声。而根据高能量 X 光子穿透能力强的特点,高能量单能谱图常被用来消除金属伪影。根据能谱曲线的曲线形态可以区分脂性物质和非脂性物质。能谱曲线的形态主要受到病灶内碘浓度的影响,所以能谱曲线能够在一定程度上反映病灶的增强状况。

(二)双能指数

双能指数是一种较为直观的根据双能 CT 数据获取物质信息的方法。双能指数目前可用于分析非增强状态下的物质,主要是在扫描时间内较为稳定的物质。当有对比剂存在时,组织的双能指数会增大,且与对比剂浓度成正比。但是由于对比剂在人体内随血液流动,不同器官、不同时间的对比剂浓度会一直改变,所以无法依靠一个确定数值或者阈值来进行鉴别。由于肿瘤在延迟期内对比剂的变化较慢,因此双能指数可用于鉴别肿瘤活性。

(三)双能量 CT 物质鉴别算法

双能量 CT 物质鉴别算法的基本原理就是根据不同物质在高低能量下衰减变化的不同来鉴别物质。双源 CT 系统从一次扫描中可以获得组织的高低千伏图像,并依此生成一个 CT 值二维图。双能量 CT 物质鉴别算法可以分离碘和骨、尿酸盐结石和非尿酸盐结石、肌腱和软骨等。CT 值二维图中不同分离物质的分割线的信息(即其斜率),可以事先通过离体试验和物理测定获得。

(四)双能量 CT 三物质分离算法

使用 CT 值二维图,不仅可以定性鉴别物质,还可以准确地定量获得特定物质(对比剂)的浓度信息。所谓的三物质分离算法,就是假设组织由三种不同的物质组成,如:对于增强状态下的肝脏,假设其 CT 信号由软组织、脂肪和碘对比剂的信号组成;对于有肝铁沉积的肝,假设其扫描下的CT 信号由软组织、脂肪和铁的信号组成;对于增强状态下的肺部,假设其 CT 信号由肺泡组织、空气和碘对比剂的信号组成。这样,三物质分离算法相对于两个基物质假设更加灵活,并且可以根据不同器官的实际情况来调整基物质的选择,提高计算的准确性。

三、光谱重建技术特点

(一)光谱基数据

光谱基数据(spectral base images,SBI)是包含用于重建光谱应用程序中任何光谱结果的光谱原始数据。SBI 允许即需即查任何光谱结果,无须在主机上重建单独的光谱序列。

(二)虚拟单能级图像

虚拟单能级图像(mono E)相当于单一能量 X 线成像,能量范围为 40 ~ 200 keV,共 161 个能级,以 Hu 为单位。低能级图像可使碘对比剂及碘对比剂组织增强显示,高能级图像可减少体内金属异物、碘对比剂等的线束硬化伪影。

（三）无水碘图

无水碘图（iodine no water）表示所显示组织的碘浓度含量，以 mg/mL 为单位。增加碘组织的可视化效果。

（四）碘密度图

碘密度图（iodine density）具有量化碘对比剂增强效果以及提高碘对比剂增强组织中碘的可视化效果，以 mg/mL 为单位。

（五）有效原子序数图

有效原子序数图利用 X 线的衰减可以对未知元素的原子序数进行计算。基于此原理，并对于不同组织以不同色阶染色，对感兴趣区组织进行有效原子序数值的定量分析对比，提高组织显示可视化及定量参数。

（六）钙抑制图

钙抑制图，基于对物质的识别和抑制，组织中的含钙体素被虚拟的 CT 值替代，无限接近于组织没有钙衰减时的 CT 值。可以根据目标含钙量的多少选择合适的钙抑制指数 X，指数范围 25～100。

（七）电子密度

电子密度（electron density）显示各体素多对应的电子密度的相对值分布图，以［％EDW］为单位，是和水的电子密度的比值。其测量结果乘以水的电子密度 3.34×10^{29} electrons/m³ 即为绝对电子密度值。临床应用于放疗规划、质子治疗、CT 诊断等。

（八）尿酸图

尿酸图（uric acid chart）基于对尿酸的识别，只显示含有尿酸的组织，不含尿酸的组织被替换为 -1 024 Hu（显示为黑色）。

（九）去尿酸图

去尿酸图（uric acid removed chart）只显示不含尿酸的组织，与尿酸图形成互补。

（十）对比增强结构图

对比增强结构（contrast-enhanced structures）图显示所有含碘对比剂的软组织体素，与 70 keV Mono E 图像保持一致。骨骼及钙化结构体素 CT 值等同于 -1 024（显示为黑色），帮助更好显示血管和管腔结构。

（十一）碘去除图

碘去除图（iodine remove）显示所有不含碘对比剂的体素，与 70 keV Mono-E 图像保持一致。包含碘对比剂的体素 CT 值等同于-1 024(显示为黑色),帮助去除增强结构。

(十二)虚拟平扫图像

虚拟平扫图像将除碘化组织外的所有组织均以其原始 CT 值表示,碘化像素被识别,并被与其无对比剂增强的 CT 值尽可能类似的虚拟 CT 值所替换,从而生成类似于真实平扫的图像。以 Hu 为单位。

(十三)光谱曲线

光谱曲线是指感兴趣区域的 CT 值,在单能级 40~200 keV 能量范围内变化的分布。曲线可显示感兴趣区域在每个能量水平下的衰减,以及在能量范围内的总体分布。每个感兴趣区域都会用与感兴趣区域颜色匹配的不同的色彩绘制。

(十四)直方图

直方图(histogram)默认显示感兴趣区组织在单能级 40~200 keV 能量范围内的分布情况,X 轴显示 HU 值的范围,Y 轴显示频率。直方图支持任何光谱结果作为 X 轴来绘制显示。

(十五)散点图

散点图(scatter plot)显示感兴趣区域中两个变量的关系。感兴趣区可绘制为任意两个不同光谱结果的一组对比值。据此生成的图显示为散射的点,每个点代表两个轴上的各一个值。

参考文献

[1]高洋.双能 CT 图像重建算法研究[D].重庆:重庆大学,2012.

[2]陈丽媛,李斌,李永清.双能 CT 技术及能谱估计算法研究[C].第二届射线成像新技术及应用研讨会论文集.2018:1-5.

[3]田士峰,刘爱连.双能 CT 虚拟平扫进展及临床应用[J].国际医学放射学杂志,2014,37(1):54-57.

[4]张宗军,卢光明.双源 CT 原理与临床应用[J].医疗卫生装备,2007,28(10):57-58.

第十八章　病例呈现

病例1　患者,男,60岁,肝硬化,脾大,门静脉高压。增强CT图像显示脾大,密度不均(图18-1A、B)。横断位、冠状位50 kev单能级图像,与周围正常组织的对比增加使病变部位表现突出,提高病灶的检出(图18-1C、D)。有效原子序数图与增强CT融合图,病变部位脾组织伪彩图与周围组织对比鲜明(图18-1E、F)。碘密度图与有效原子序数融合图(图18-1G)及碘密度图与虚拟单能量融合图像(图18-1H)可清晰明确脾边界,极大地提高了异常增大的脾组织的可视化。

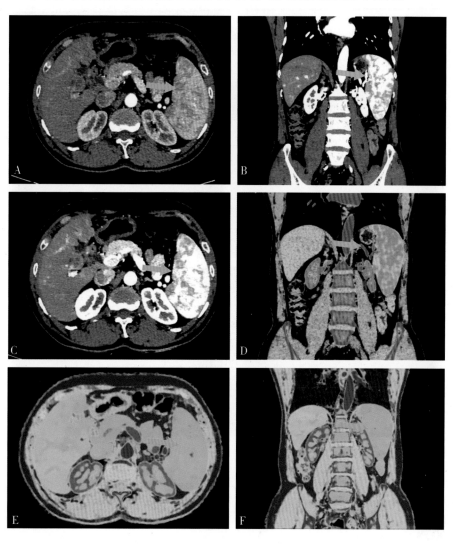

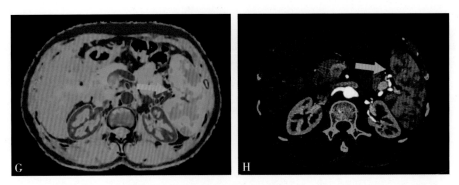

A.横断位增强 CT 图像；B.冠状位增强 CT 图像；C.横断位 50 keV 单能级图像；D.冠状位 50 keV 单能级图像；E、F.有效原子序数图与增强 CT 融合图像；G.横断位碘密度图与有效原子序数融合图像；H.横断位碘密度图与单能量融合图像

图 18-1　脾功能亢进光谱 CT 表现

病例 2　胰腺一站式扫描。横断位增强 CT 图像与有效原子序数融合图像可清晰显示胰尾部占位的血供及灌注情况，可视化病变结构与周围组织的对比度（图 18-2A～D）。横断位传统 CT 图像示胰尾部占位（图 18-2E）。

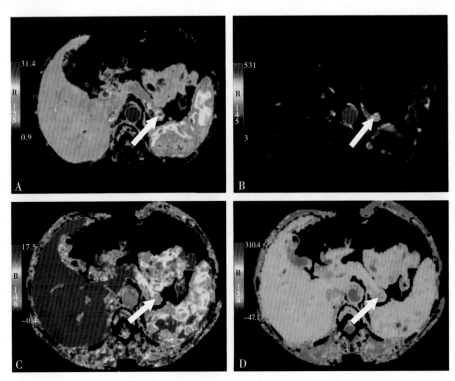

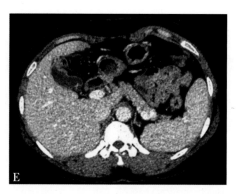

A～D.横断位增强 CT 图像与有效原子序数融合图图像;E.横断位传统 CT 图像

图 18-2　胰腺一站式扫描

　　病例3　男,64 岁,脾动脉栓塞术后。横断位、矢状位增强 CT 图像显示脾脏体积增大,可见点状高密度影,脾内见片状低密度影,未见强化(图 18-3A、B)。横断位 48 keV 单能级图像(图 18-3C、D)。横断位碘密度图与有效原子序数融合图像(图 18-3E)及横断位碘密度图与虚拟单能量融合图像可视化清晰显示脾梗死区域及低灌注状态(图 18-3F)。MIP 图显示血供情况(图 18-3G、H)。

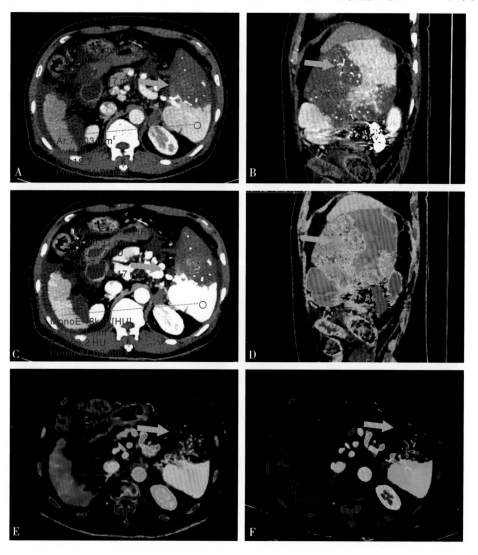

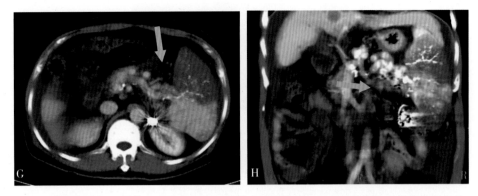

A.横断位增强 CT 图像；B.矢状位增强 CT 图像；C.横断位 48 keV 单能级图像；D.矢状位 48 keV
单能级图像；E.横断位碘密度图与有效原子序数融合图像；F.横断位碘密度图与虚拟单能量融合图
像；G、H. MIP 图

图 18-3　脾动脉栓塞术后光谱 CT 表现

病例 4　女,59 岁,脾脏多发结节。横断位增强 CT 图像(图 18-4A)。矢状位、横断位 55 keV
单能级图像,由于与周围正常组织的对比增加使病变部位表现突出,提高病灶的检出(图 18-4B、
C)。横断位单能级图像与有效原子序数融合图像显示病变部位组织伪彩图与周围组织对比鲜明
(图 18-4D)。在横断位物质分离图像(碘-水)(图 18-4F)勾画感兴趣区 ROI,可自动获取物质分离
散点图(图 18-4E)、直方图(图 18-4G)与能谱曲线图(图 18-4H)等多参数图像。

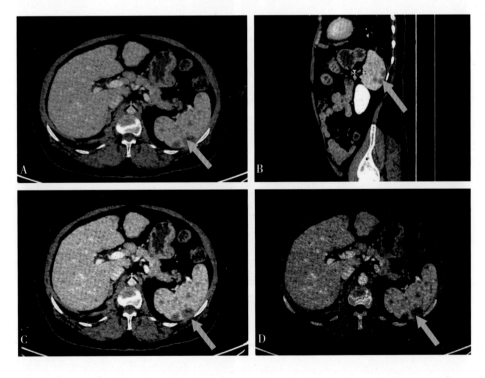

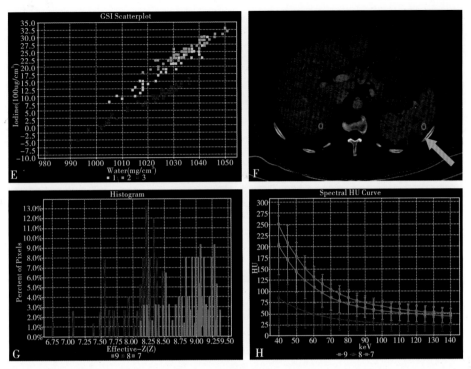

A. 横断位增强 CT 图像；B. 矢状位 55 keV 单能级图像；C. 横断位 55 keV 单能级图像；D. 横断位单能级与有效原子序数融合图像；E. 物质分离散点图；F. 横断位物质分离图像（碘-水）及 ROI 分析图；G. 直方图；H. 能谱曲线图

图 18-4 脾脏结节能谱 CT 表现

病例5 女，73 岁，胰腺占位。横断位增强 CT 图像显示胰体部椭圆形低密度影，边界尚清（图 18-5A）。横断位有效原子序数图示病灶与周围正常胰腺组织的有效原子序数不同（图 18-5B）。横断位、冠状位 48 keV 单能级图像，低能量水平可提高病灶与周围组织的对比度，病灶边界显示更加清晰（图 18-5C、D）。横断位、冠状位 45 keV 单能级与有效原子序数融合图显示病变部位组织伪彩图与周围正常组织对比鲜明（图 18-5E、F）。光谱 ROI 物质分析获取光谱散点图（图 18-5G）。

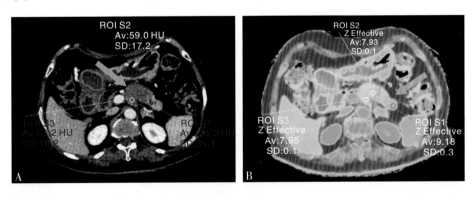

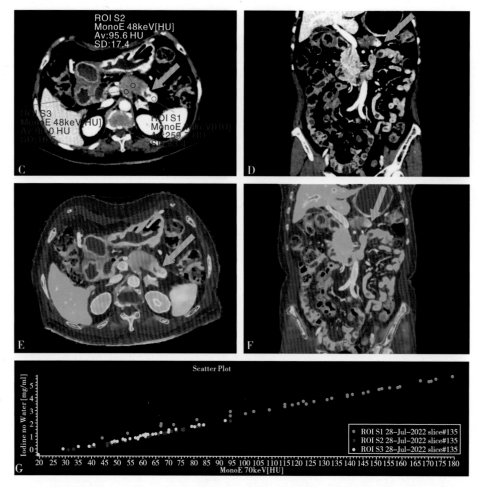

A.横断位增强 CT 图像;B.横断位有效原子序数图;C.横断位 48 keV 单能级图像;D.冠状位
48 keV 单能级图像;E.横断位 45 keV 单能级与有效原子序数融合图;F.冠状位 45 keV 单能级与有效
原子序数融合图;G.光谱散点图

图 18-5 胰腺占位光谱 CT 表现

病例 6 女,30 岁,胰腺占位。横断位与矢状位增强 CT 图像显示胰体部类圆形肿块影,分界欠
清,肿块呈轻度强化(图 18-6A、B)。横断位虚拟平扫融合图通过彩色编码显示病变部位组织与周
围组织对比(图 18-6C)。横断位单能级图像(图 18-6D)及融合图(图 18-6E)勾画感兴趣区
ROI,可自动获取能谱曲线(图 18-6F)。

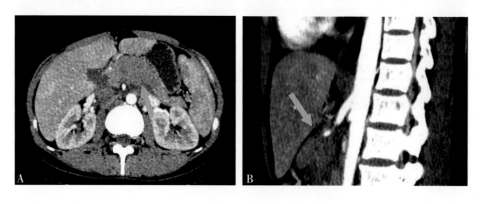

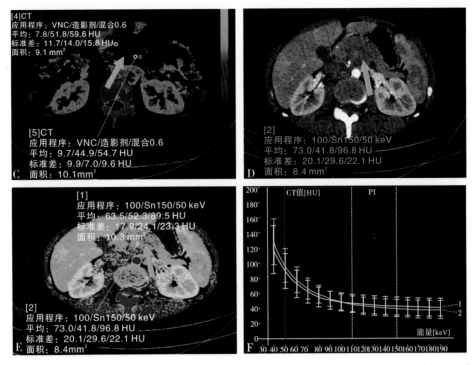

A.横断位增强 CT 图像;B.矢状位增强 CT 图像;C.横断位虚拟平扫融合图;D、E.横断位单能级
图像及 ROI 分析;F.能谱曲线

图 18-6 胰腺占位双源 CT 表现

病例7 女,68 岁,胰十二指肠切除术。横断位、冠状位 55 keV 单能级图像,由于与周围正常组织的对比增加使病变部位表现突出,提高病灶的检出(图 18-7A、B)。横断位单能级图像与有效原子序数融合图像显示病变部位组织伪彩图与周围组织对比鲜明(图 18-7C)。物质分离散点图见图 18-7D。横断位物质分离图像(碘-水)可定量测量、分析感兴趣区的碘基值(图 18-7E)。横断位物质分离图像(水-碘)定量测量病变部位与周围正常组织的水基值(图 18-7F)。在物质分离图像进行 ROI 分析,获得能谱曲线图(图 18-7G)与直方图(图 18-7H)。

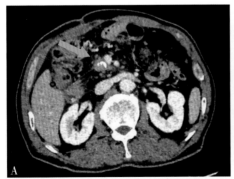
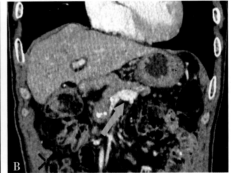

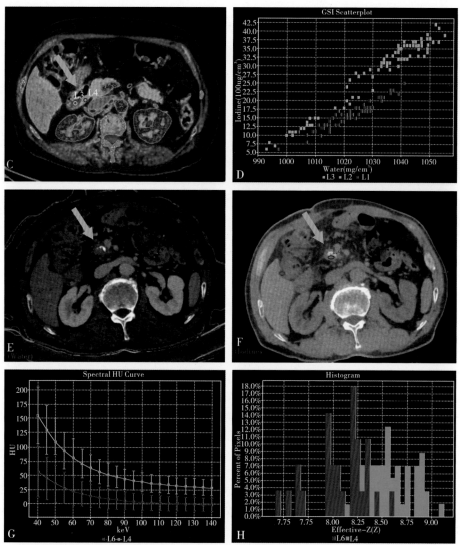

A. 横断位 55 keV 单能级图像；B. 冠状位 55 keV 单能级图像；C. 横断位单能级与有效原子序数融合图；D. 物质分离散点图；E. 横断位物质分离图像（碘-水）；F. 横断位物质分离图像（水-碘）；G. 能谱曲线图；H. 直方图

图 18-7 胰十二指肠切除术后能谱 CT 表现

病例 8 男，74 岁，胰腺浸润。横断位 CT 图像（图 18-8A）。虚拟平扫融合图像可定量测量受累胰腺组织的衰减值和强化值（图 18-8B）。有效原子序数图通过彩色编码显示病变部位组织与周围组织对比（图 18-8C、D）。单能级图像 ROI 分析，自动获取能谱曲线（图 18-8E、F）。

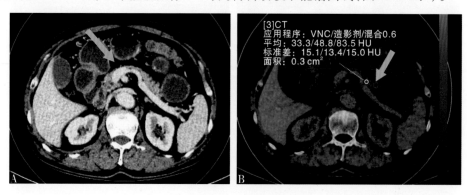

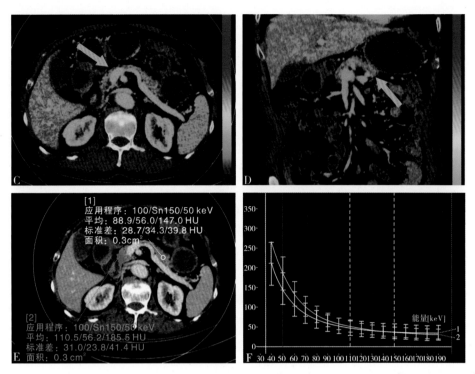

A.横断位 CT 图像;B.虚拟平扫融合图像;C、D.有效原子序数图;E、F.单能级图像、能谱曲线图

图 18-8 胰腺浸润双源 CT 表现

病例 9 男,52 岁,胰腺异位。横断位 CT 图像显示病变组织与相邻胃壁关系密切,分界不清 (图 18-9A)。虚拟平扫融合图可定量测量均匀强化的肿块与正常胰腺强化程度一致(图 18-9B)。 有效原子序数图通过彩色编码显示病变部位组织与周围组织对比(图 18-9C、D)。单能级图像 ROI 分析,自动获取能谱曲线(图 18-9E、F)。

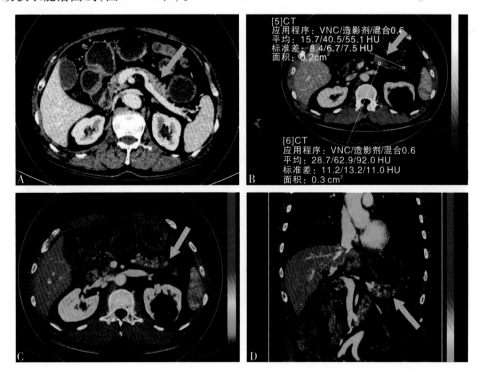

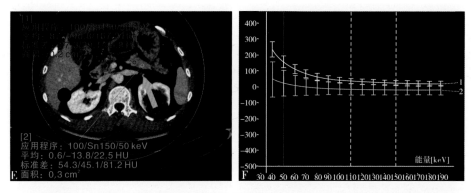

A. 横断位 CT 图像；B. 虚拟平扫融合图；C、D. 有效原子序数图；E、F. 单能级图像、能谱曲线图

图 18-9 胰腺异位双源 CT 表现

病例 10 女,55 岁,胰尾部占位(腺癌)。横断位、冠状位增强 CT 图像显示胰尾部类圆形低强
化影病灶长径约 34 mm；脾脏内见低密度影,增强后未见强化(图 18-10A、B)。横断位、冠状位
65 keV 单能级图像(图 18-10C、D)。横断位、冠状位单能级图像与碘密度图融合图像显示病变部位
组织伪彩图与周围组织对比鲜明,提高病灶的检出(图 18-10E、F)。横断位单能级与有效原子序数
融合图像显示原始及转移轮廓清晰(图 18-10G、H)。物质分离图像(碘-水)及 ROI 分析
(图 18-10I、J),获得能谱散点图(图 18-10K)。在横断位单能级与有效原子序数融合图像进行 ROI
分析(图 18-10L),获取能谱曲线图(图 18-10M)与直方图(图 18-10N)。胰尾病灶与脾脏病灶能
谱曲线斜率一致,散点图与直方图显示两者碘浓度与有效原子序数分布基本一致。

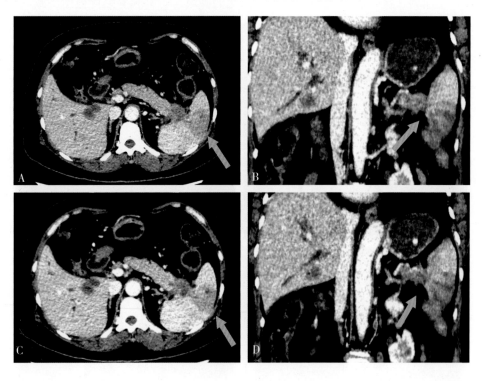

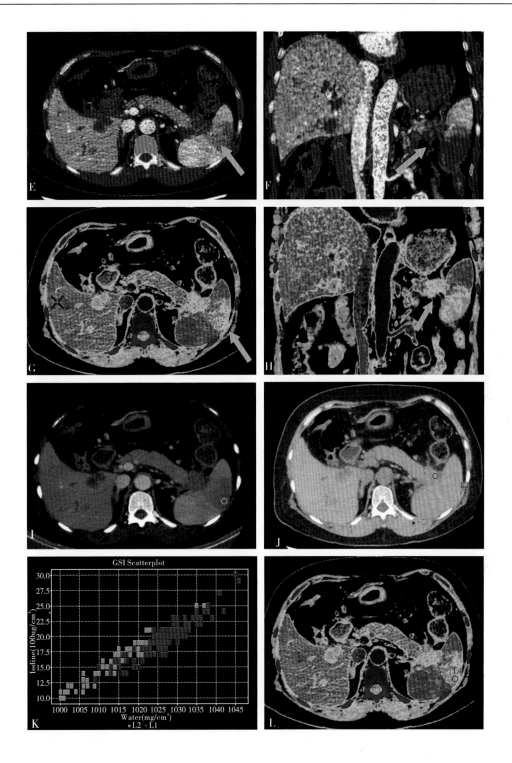

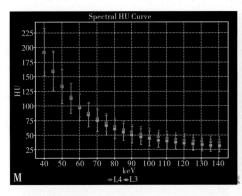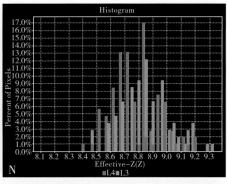

A.横断位增强 CT 图像；B.冠状位增强 CT 图像；C.横断位 65 keV 单能级图像；D.冠状位 65 keV
单能级图像；E.横断位单能级与碘密度融合图像；F.冠状位单能级与碘密度融合图像；G、H.横断位单
能级与有效原子序数融合图像；I、J.物质分离图像（碘-水）及 ROI 分析；K.能谱散点图；L.横断位单
能级与有效原子序数融合图；M.能谱曲线图；N.直方图

图 18-10　胰腺癌能谱 CT 表现

病例 11　女,73 岁,脾脏继发恶性肿瘤（滤泡性淋巴瘤Ⅳ期）。横断位增强 CT 图像可见肝内多
发低密度影,部分融合成大片状,边界不清,增强后可见强化,呈相对低密度影。脾大,动脉期见结
节状强化（图 18-11A、B）。横断位、冠状位 40 keV 单能级图像,病变部位组织与周围组织对比鲜
明,提高病灶的检出（图 18-11C、D）。横断位、冠状位 40 keV 单能级与碘密度融合图像可视化病变
部位与周围相邻组织的对比,同时可定量测量其碘密度值（图 18-11E、F）。横断位、冠状位 40 keV
单能级与电子密度融合图显示病变部位组织伪彩图与周围正常组织对比鲜明（图 18-11G、H）。横
断位有效原子序数图显示病变部位与周围正常组织有效原子序数不同（图 18-11I）。在横断位单能
级图像进行 ROI 分析（图 18-11J）,获取光谱曲线图（图 18-11K）、直方图（图 18-11L）与散点图
（图 18-11M）。

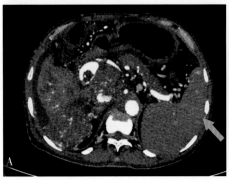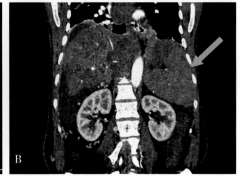

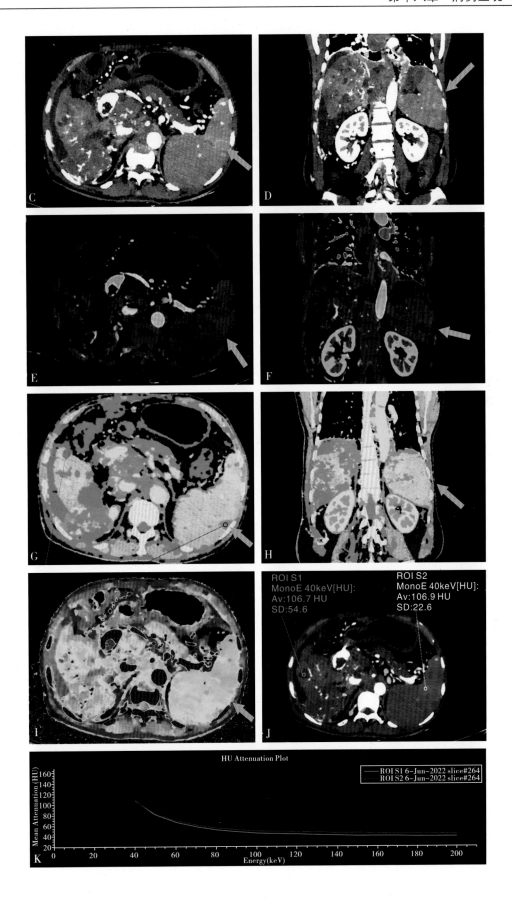

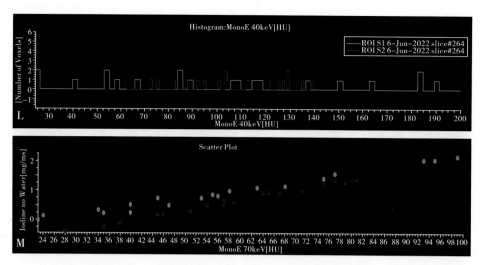

A.横断位动脉期增强 CT 图像；B.冠状位动脉期增强 CT 图像；C.横断位 40 keV 单能级图像；D.冠状位 40 keV 单能级图像；E.横断位 40 keV 与碘密度融合图像；F.冠状位 40 keV 与碘密度融合图像；G.横断位 40 keV 与电子密度融合图像；H.冠状位 40 keV 与电子密度融合图像；I.横断位有效原子序数图；J.横断位单能级图像；K.光谱曲线图；L.直方图；M.散点图

图 18-11　脾脏继发恶性肿瘤光谱 CT 表现

参考文献

[1]张家宙,黄桂雄,龙荣贵,等.宝石能谱 CT 的特点和临床应用[J].中国医学装备,2013,10(9)：57-60.

[2]蒋娜,陈志民,方天舒,等.宝石能谱 CT 临床应用进展[J].中国老年学杂志,2016,36(24)：6319-6320.

[3]鲍丽君,刘斌.能谱 CT 成像的临床应用[J].安徽医科大学学报,2012,47(3):320-322.

[4]陈俐君,魏清顺,杨晓萍.能谱 CT 的临床应用进展[J].医疗卫生装备,2017,38(11):113-117.

[5]雷立昌,陈建宇.能谱 CT 的临床应用与研究进展[J].中国医学影像技术,2013,29(1)：146-149.

[6]傅文悦.能谱 CT 临床应用进展[J].功能与分子医学影像学(电子版),2018,7(1):1401-1408.

[7]石明国,高剑波.能谱 CT 在血管成像中的临床应用[J].中国医疗设备,2016,31(7):6-8.

[8]王晓霜,吕艺,韩芳,等.能谱 CT 在肿瘤中的应用研究进展[J].中国医学计算机成像杂志,2020,26(1):81-84.

[9]罗春材,李涛,杨立.双层探测器能谱 CT 的特点及临床应用[J].中国医疗设备,2021,36(7)：170-173.

[10]赵云松,张慧滔,赵星,等.双能谱 CT 的迭代重建模型及重建方法[J].电子学报,2014,42(4)：666-671.

[11]于晓坤.双能 CT 的临床应用和进展[J].实用放射学杂志,2013,29(4):664-667.

[12]项里伟.双能 CT 的研究现状与发展趋势[J].科技广场,2016,(9):87-90.

[13] 王夷蕾,朱景雨,王韧坚,等.基于迭代算法的双源CT双能量单能谱成像技术在腹部血管的成像研究[J].中国医学物理学杂志,2016,33(4):376-380.

[14] 高洋.双能CT图像重建算法研究[D].重庆:重庆大学,2012.

[15] 陈丽媛,李斌,李永清.双能CT技术及能谱估计算法研究[C].第二届射线成像新技术及应用研讨会论文集.2018:1-5.

[16] 田士峰,刘爱连.双能CT虚拟平扫进展及临床应用[J].国际医学放射学杂志,2014,37(1):54-57.

[17] 张宗军,卢光明.双源CT原理与临床应用[J].医疗卫生装备,2007,28(10):57-58.